EMPIEZA HOY

Y CAMBIA TU VIDA

PARA SIEMPRE

M

Papel certificado por el Forest Stewardship Council®

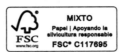

Penguin
Random House
Grupo Editorial

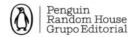

Primera edición: enero de 2025
Primera reimpresión: enero de 2025

© 2025, María Pérez Espín
© 2025, Penguin Random House Grupo Editorial, S. A. U.
Travessera de Gràcia, 47-49. 08021 Barcelona
© 2025, Sandra Moñino, por el prólogo
© Istock, por las ilustraciones

Penguin Random House Grupo Editorial apoya la protección de la propiedad intelectual. La propiedad intelectual estimula la creatividad, defiende la diversidad en el ámbito de las ideas y el conocimiento, promueve la libre expresión y favorece una cultura viva. Gracias por comprar una edición autorizada de este libro y por respetar las leyes de propiedad intelectual al no reproducir ni distribuir ninguna parte de esta obra por ningún medio sin permiso. Al hacerlo está respaldando a los autores y permitiendo que PRHGE continúe publicando libros para todos los lectores. De conformidad con lo dispuesto en el artículo 67.3 del Real Decreto Ley 24/2021, de 2 de noviembre, PRHGE se reserva expresamente los derechos de reproducción y de uso de esta obra y de todos sus elementos mediante medios de lectura mecánica y otros medios adecuados a tal fin. Diríjase a CEDRO (Centro Español de Derechos Reprográficos, http://www.cedro.org) si necesita reproducir algún fragmento de esta obra.
En caso de necesidad, contacte con: seguridadproductos@penguinrandomhouse.com

Printed in Spain – Impreso en España

ISBN: 978-84-10395-22-0
Depósito legal: B-19327-2024

Compuesto en Grafime, S. L.
Impreso en Black Print Cpi Iberica, S. L.
Barberà del Vallès (Barcelona)

GT 95220

MARÍA PÉREZ ESPÍN
@MARIAPESPIN

EMPIEZA HOY

Y CAMBIA TU VIDA

PARA SIEMPRE

PRÓLOGO DE **SANDRA MOÑINO @NUTRICIONAT_**

Montena

Papá, Mamá, Manu, Tata y Pedro.
Gracias por ser los pilares de mi vida,
gracias por aguantar mis madrugones y mis cambios de humor,
gracias por confiar siempre en mí,
gracias por apoyarme en todos mis sueños, en todas mis locuras y
por darme «esas alas» que necesito para volar.

Gracias también a toda mi familia.
A mis abuelos, Antonio y Maruja,
a los que me cuidan desde el cielo,
Encarna, Manuel y Nonio,
a mis titos, José y Mari,
a mi Rosana y mi Javier,
a mi tita Vero, Said y Badelito
y a esos amigos y personas vitamina
que, cuando me pasa algo bonito,
se alegran hasta más que yo.

ÍNDICE

PRÓLOGO DE **SANDRA MOÑINO** 13

INTRODUCCIÓN. **HOY ES EL MEJOR DÍA
PARA EMPEZAR** 15

PRIMERA PARTE. **PEQUEÑOS CAMBIOS,
GRANDES RESULTADOS.** 21

1 | EL PODER DE LOS HÁBITOS 23

Empieza con estos cambios: 12 hábitos que son medicina 24

La clave está en el autocuidado 30

Escucha tu cuerpo 35

Nadie te conoce mejor que tú 38

No todo lo nuevo siempre es mejor 41

2 | EL MÉTODO 80-20 %: CUÍDATE SIN ESTRÉS, DISFRUTA SIN CULPA 45

¿Qué es el método 80-20 %? 46

¿Cómo funciona? 47

Cómo aplicar el 80-20 % en tu rutina diaria 50

Comer bien no es hacer dieta 52

¡No cuentes calorías! 56

La importancia de los nutrientes 57

Empieza con el cambio paso a paso 59

3 | COMER SANO, RICO Y FÁCIL ES POSIBLE 65

La conexión intestino-cerebro 66

Qué es la inflamación y cómo puedes prevenirla 73

Los alimentos antiinflamatorios 76

Come colorines 77

Las vitaminas y los minerales 80

El plato ideal 85

SEGUNDA PARTE. DEL MERCADO A LA MESA: GUÍA PARA UNA COCINA SALUDABLE 89

4 | LA COMPRA PERFECTA 91

Planifica la compra 92

Alimentos que curan 95

Más especias y menos sal 101

Cómo leer las etiquetas 102

Desenmascarando el azúcar 105

Endulzar sin azúcar ni edulcorantes 111

5 | MIS RECETAS IMPRESCINDIBLES 115

Comidas y cenas saludables 116

Pizzas saludables 120

Recetas de pan 128

Cómo incorporar vegetales en las recetas. 134

Ideas de *snacks* saludables para llevar. 138

6 | TRUCOS DE COCINA QUE TE HARÁN EL CAMBIO FACILÍSIMO 153

Secretos para cocinar de forma fácil y rápida 153

Los sorprendentes usos del aceite de coco 165

Usos del bicarbonato de sodio que tal vez no conocías 169

Congela y vencerás 172

Batch cooking: cocina saludable en tiempo récord 178

TERCERA PARTE. EL CICLO DEL BIENESTAR: ACTÍVATE, RELÁJATE, RENUÉVATE 183

7 | MUÉVETE CADA DÍA 185

Hacer deporte: más allá de la longevidad 186

Beneficios físicos, mentales y emocionales del deporte 187

Cómo el deporte puede mejorar tu vida 189

Grounding: descálzate y conecta. 193

8 | DALE AL CUERPO EL DESCANSO QUE MERECE 199

El ciclo circadiano: cómo regular el reloj interno 199

¿Qué ocurre cuando duermes poco? 204

Consejos para mejorar el descanso 206

Practica el *clean sleeping* 208

Infusiones relajantes para dormir mejor. 210

9 | CONTROLA EL ESTRÉS Y LA ANSIEDAD................ 211

Cultiva relaciones sociales bonitas........................ 212

Atrévete a decir «no».................................... 215

¿Cómo gestionar el estrés?............................... 216

Aprende a reducir la ansiedad por la comida................ 219

¿Es hambre emocional o hambre física?.................... 220

Mindful eating: comer con atención plena.................. 221

EN TRES MESES PUEDES TENER TRES MESES

DE EXCUSAS O TRES MESES DE PROGRESO............. 225

BIBLIOGRAFÍA... 227

¡Este libro solo es el principio!

Escanea el QR,
únete a **EL CLUB EMPIEZA HOY**
y descubre material exclusivo
para transformar tus hábitos.

¡Es completamente GRATIS!

Prólogo

Vas a empezar a leer un libro que debería ser obligatorio en todas las casas, colegios, puestos de trabajo y centros de salud. Se trata de información básica e importante para vivir felices, fuertes, sanos y con calidad de vida. Cuando leas sobre la conexión intestino-cerebro de la que María nos habla en el capítulo 3, descubrirás cómo influye lo que comemos en lo que sentimos, en la energía y en la concentración que tendremos en nuestro día a día.

El título *Empieza hoy y cambia tu vida para siempre*, que mi querida amiga ha escogido para su libro, no puede expresar mejor el contenido de este. Se trata de una guía de motivación, trucos o «trucazos», como ella diría, y conocimiento basado en evidencia, para lograr un cambio de hábitos. Hábitos que, por supuesto, transformarán tu vida, porque como yo siempre digo, lo que comemos y cómo vivimos va a determinar nuestra salud y, si tenemos salud, no necesitamos nada más. Lo demás viene solo.

María es pura inspiración, es un torbellino de ideas, motivación, alegría y entusiasmo. Esto también podéis comprobarlo en nuestro podcast *Con jengibre y limón*, donde hablamos de salud, pero siempre con una sonrisa y mucho humor en cada capítulo. María es una persona que, cuando entra en tu vida, te aporta tanto que ya no la quieres dejar escapar. Si tienes un día malo, tómate un café con María o simplemente mira sus stories de Instagram o alguna receta suya que cocina y narra con tanta naturalidad. Pero lo que más admiro de ella es su valentía, su constancia y lo trabajadora y luchadora que es, porque siempre consigue lo que se propone y no por una cuestión de suerte, sino porque lo persigue cueste lo que le cueste, y siempre lo hace con una sonrisa. De ahí, este pedazo de libro al que, como nutricionista que soy, le doy un sobresaliente. Está escrito con un vocabulario muy sencillo, didáctico y que todo el mundo puede comprender. Creo que María y yo coincidimos en el pensamiento de que un libro tiene que ser fácil de leer, pero sobre todo, fácil de aplicar, y más sencillo no nos lo ha podido poner. Hasta tenemos receticas para poder incorporar en nuestro día a día. Yo, aprovechando que he tenido la oportunidad de leerlo de las primeras, ya he cocinado varias de ellas y están riquísimas.

Como bien he dicho, soy dietista y nutricionista, estoy especializada en inflamación, nutrición clínica, menopausia y pérdida de peso, y a cualquiera de mis pacientes les recomendaría leer este libro como fuente de conocimiento y motivación. Gracias, María, por hacerlo tan fácil y por darme la oportunidad de escribir un pedacito de esta maravilla.

SANDRA MOÑINO

Introducción
Hoy es el mejor día para empezar

Lo primero: ¡gracias por venir! Me alegro de que hayas decidido hacerte con esta guía, porque con ella conseguirás mejorar tu vida de una manera muy sencilla pero efectiva.

Por si no me conoces, me presento. Soy María Pérez Espín, comunicadora especializada en nutrición y vida saludable.

Estudié Periodismo en la Universidad de Murcia y me he formado también en Dirección de Empresas y Nutrición. He trabajado en prensa, radio y televisión y tengo una comunidad preciosa de seguidores en las redes sociales, donde cuento mi día a día y comparto mis hábitos y mis recetas ricas. Si aún no me sigues, ¡búscame! :) @mariapespin

Tal vez mi historia se parezca un poco a la tuya. A pesar de que toda mi vida he intentado llevar una vida saludable, no siempre he logrado sentirme como deseaba. Yo era de las que seguía una dieta equilibrada, hacía ejercicio con regularidad y me cuidaba lo mejor que podía. Sin embargo, a pesar de todos mis esfuerzos, había días en los que mi cuerpo no respondía como yo esperaba.

Me sentía hinchada, incómoda y, para ser sincera, muy frustrada. Daba igual cuánto intentara cuidar la alimentación y los hábitos, porque el malestar seguía apareciendo. De hecho, había días que cuidando todo al cien por cien me encontraba peor que los días en los que salía, trasnochaba, comía mal y rompía rutinas. ¿Te suena?

Seguramente, si estás leyendo esto, entiendes lo agotador que puede ser lidiar con problemas intestinales sin un diagnóstico claro. Sientes pesadez, inflamación y malestar hagas lo que hagas y comas lo que comas.

Después de visitar a diferentes especialistas en salud digestiva, hacerme todo tipo de pruebas con resultados negativos y probar dietas estrictas como la FODMAP, me di cuenta de que, al final, lo más importante era entender la conexión intestino-cerebro.

Soy una persona muy nerviosa, autoexigente y necesito tenerlo todo controlado. Yo siempre apunto a la luna y gracias a eso he podido cumplir muchos de mis sueños, pero también he conseguido vivir demasiado estresada e inflamada. Yo creía que me estaba cuidando porque llevaba una alimentación y una rutina saludable, pero no era así.

Después de todos estos años, he aprendido que nuestras elecciones diarias, desde lo que comemos hasta cómo controlamos el estrés, pueden tener un impacto significativo en nuestra salud. Ese fue el inicio de una carrera de autoaprendizaje que cambió y mejoró mi vida para siempre.

Convertí la cocina en un laboratorio y llené las estanterías del salón de libros que me ayudaron a entender todo lo que estaba mal cuando intentaba llevar un estilo de vida perfectamente saludable.

Reconozco que no fue un camino directo al éxito, pero te puedo asegurar que con el tiempo noté un cambio enorme en la salud, el cuerpo y, sobre todo, en el estado de ánimo. Ahora me siento genial conmigo misma, más vital y más feliz.

Y es que está comprobado que llevar una vida sana tiene un montón de beneficios: te levantas de mejor humor, tu digestión mejora (¡adiós a esos malestares incómodos!), te sientes más fuerte, duermes mejor, rindes más en el trabajo y hasta ves que también cambia tu cuerpo. Te sientes con más energía y vitalidad.

PARA APRENDER A CUIDARTE NO HAY SECRETOS: HAY HÁBITOS, CONSTANCIA Y DISCIPLINA.

¿Sabes qué es lo mejor de todo? Que no tienes que hacer cambios drásticos ni seguir dietas imposibles, sino encontrar el equilibrio en lo que te funciona de verdad. ¡Si yo lo he conseguido, tú también puedes!

Porque no, no hace falta ser un experto en salud o *fitness* para empezar a disfrutar de estos cambios. Muchas veces pensamos que debemos saberlo todo, entender cada detalle científico o seguir al pie de la letra un plan complicado para ver resultados. ¡Error! Lo importante no es tener un máster en hábitos saludables, sino dar esos pequeños pasos y, sobre todo, mantener la motivación. **¡QUERER ES PODER!**

El 20 % consiste en conocer las bases, las claves esenciales, las que de verdad importan. El otro 80 % es pura motivación, ganas de querer hacerlo y de mantener esos hábitos, incluso cuando la pereza o las excusas se asoman.

Es como cuando empiezas a aprender algo nuevo: no necesitas dominarlo todo desde el minuto uno, solo ir aplicando los principios más básicos. Poco a poco, te darás cuenta de que lo complicado se va volviendo más fácil.

En este libro te propondré pequeños cambios que van a darte grandes resultados. Encontrarás hábitos saludables que puedes incorporar en tu día a día para mejorar tu vida.

Lo que dice la ciencia sobre…
Qué es la salud

La Organización Mundial de la Salud lo tiene claro: la salud no es solo la ausencia de enfermedades, sino un estado de bienestar completo. Así que, más que evitar problemas de salud, se trata de crear una vida que te haga sentir plenitud y con energía.

No esperes mucha teoría ni información técnica en las siguientes páginas, todo lo contrario: he ido al grano. He sintetizado todo lo que sé con un estilo que espero te resulte divertido, fácil de leer

INTRODUCCIÓN

y, sobre todo, útil. Aquí encontrarás muchos consejos, trucos y recetas para que alcances tu máximo potencial.

Te contaré mi secreto: el método 80-20 %, te hablaré de la alimentación antiinflamatoria, del autocuidado, de la importancia del deporte y de cómo puedes moverte más en tu día a día. También del impacto positivo que tiene el contacto con la naturaleza, tomar el sol, andar descalzo o la luz roja, entre otros cambios. Además, te revelaré las mejores técnicas para gestionar el estrés y descansar mejor.

Esas pequeñas acciones que haces cada día son las que mayor impacto tienen en el bienestar: lo que lees, lo que comes, lo que haces, con quién pasas el tiempo y cómo te hablas a ti. Esto hará que tu vida mejore o empeore, así de simple.

Antes de comenzar con el primer capítulo, necesito que tengas clara la diferencia entre «hago deporte y como sano para *verme* bien» y «hago deporte y como sano para *estar* bien». La primera es un reto de treinta días. La segunda, un estilo de vida.

EL CRECIMIENTO COMIENZA POR DENTRO. PARA VER UN CAMBIO EN EL EXTERIOR, PRIMERO TIENES QUE LOGRAR UN CAMBIO EN TU INTERIOR.

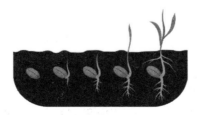

¿Qué me dices, te unes al cambio?

PRIMERA PARTE

PEQUEÑOS CAMBIOS, GRANDES RESULTADOS

Capítulo 1
El poder de los hábitos

¿Piensas que mejorar tu salud es una tarea imposible? ¿Crees que te falta fuerza de voluntad para conseguirlo? ¿Te comparas a todas horas con los demás y sientes que no eres capaz de hacer lo que hacen otras personas?

Vivimos en una sociedad donde las redes nos bombardean de manera constante con imágenes de vidas perfectas en apariencia, opiniones, consejos, dietas de moda y rutinas de ejercicio, así que es normal que te sientas así. Es por eso que quiero ayudarte y contarte mi mejor secreto: no necesitas hacer cambios drásticos para ver resultados. No se trata de transformarte de la noche a la mañana, sino de empezar poco a poco con pequeños cambios y de ir incorporando buenos hábitos que pueden mejorar tu día a día.

Como te explicaba antes, yo también me he sentido así muchas veces, pero con mucho trabajo de amor propio, he descubierto que todo comienza con un solo paso.

Y, paso a paso, se hace el camino.

No hace falta que revoluciones tu vida de un día para otro ni que hagas grandes sacrificios para sentirte mejor. A veces, los pequeños cambios son los que de verdad marcan la diferencia. Integrar en tu día a día gestos simples, con constancia y paciencia, puede tener un gran impacto en tu bienestar físico, mental y emocional.

Y no, cuando hablo de tener un estilo de vida saludable, no me refiero a seguir dietas extremas ni a vivir en el gimnasio, ¡ni mucho menos! Tan solo se trata de construir una vida que te haga sentir bien, por dentro y por fuera.

UN VIAJE DE DIEZ MIL PASOS EMPIEZA CON EL PRIMERO.
PROVERBIO CHINO

No se trata de hacerlo todo perfecto, sino de ser constante, de que esos nuevos hábitos se conviertan en parte de tu día a día. Créeme, cuando eso sucede, los resultados vienen solos.

A lo largo de este libro, profundizaremos en todas estas cuestiones, pero para ir abriendo boca, te resumo los puntos más importantes que debes tener en cuenta.

Empieza con estos cambios: 12 hábitos que son medicina

Los pequeños cambios que realices hoy pueden parecerte insignificantes, pero con el tiempo, esos pequeños pasos pueden llevarte a obtener grandes resultados.

Por eso, desde ya te invito a introducir en tu día a días estos doce hábitos sencillos para empezar a encaminarte hacia la mejor versión de ti.

1. Empieza tu día con agua: Parece sencillo, ¿verdad? Pero muchas veces nos olvidamos de lo básico. Beber un vaso de agua al levantarte te ayuda a activar el metabolismo y a rehidratar el cuerpo después de una noche de descanso. Póntelo fácil y deja una botella de agua en la mesita de noche para que sea lo primero que veas al despertarte. Este pequeño hábito puede hacer maravillas por la energía y la digestión.

2. Desayuna bien: Como la propia palabra indica, desayunar significa romper el ayuno nocturno, así que cuando te dispongas a ello, hazlo de la manera más equilibrada y completa posible. Hay un dicho que dice: «Desayuna como un rey y cena como un mendigo» y tiene muchísima razón. Asegúrate de que tu desayuno sea muy nutritivo. Por ejemplo, a mí me encanta incluir huevos, aguacate, semillas, frutos secos y fruta porque es lo que más me sacia y más energía me da para arrancar el día.

3. Muévete un poco más: Aunque el ejercicio físico es esencial para mantenerte saludable, no necesitas pasarte horas y horas en el gimnasio para estar en forma. Incorpora más movimiento en tu día a día con pequeños cambios en tu rutina. Por ejemplo, aparca lejos del trabajo, olvídate del ascensor y sube siempre por las escaleras, ve al supermercado andando y carga peso con la compra y procura caminar durante unos minutos por cada hora que estés sentado. Incorporando estos pequeños gestos a tu día a día lograrás romper con el sedentarismo sin que te des cuenta. ¡Genial!

4. Come menos fuera y cocina más en casa: Cocinar en casa no solo es más económico, sino que también te da un control total sobre los ingredientes y las porciones. Cuando cocinas en casa, tienes la certeza de que estás incorporando ingredientes frescos y saludables. Además, es una excelente oportunidad para experimentar con nuevas recetas y hacer de la alimentación saludable algo divertido y variado.

5. Come colorines: Asegúrate de que todos tus platos sean variados y coloridos. Cuantas más frutas y verduras de diferentes colores incorpores a tus platos, mayor variedad de nutrientes estarás ingiriendo. Por ejemplo, intenta añadir cada día una fruta o verdura nueva; así, poco a poco, tu alimentación se volverá más variada y nutritiva.

6. Evita la comida muy procesada, los azúcares y las harinas refinadas: Los productos ultraprocesados son muy inflamatorios, no aportan beneficios nutricionales y afectan de manera negativa a la regulación del apetito, pues hacen que tengas hambre a todas horas. En lugar de recurrir a ellos, opta siempre por comida real.

7. Duerme lo suficiente: Dormir bien es crucial para tu salud. Duerme un mínimo de ocho horas al día e intenta acostarte y levantarte a la misma hora siempre, incluso los fines de semana. Para promover el descanso, crea una rutina relajante antes de dormir y, algo importante, cambia las pantallas por un libro. ¡Verás qué diferencia!

EL PODER DE LOS HÁBITOS

8. Medita o practica la atención plena: No necesitas ser especialista ni retirarte a un monasterio budista para ser un poco más zen; tan solo siéntate en silencio y concéntrate en la respiración. Esto puede ayudarte a reducir el estrés y a mejorar la concentración. Empieza con solo cinco minutos al día y ve aumentando el tiempo según te vayas sintiendo a gusto. También puedes aprovechar el trayecto en el coche, en el transporte público o mientras estás cocinando para respirar de manera consciente y reducir así la ansiedad y el estrés.

9. Mantén relaciones sociales saludables y aléjate de la gente negativa: Sí, pasarlo bien en compañía de tus seres queridos es sinónimo de salud, así que dedica tiempo a estar con amistades y familiares. Aprende también a decir que «no» a esos planes que no te apetecen o a esas personas que te drenan la energía, pues están condicionando tu salud más de lo que piensas.

10. Toma el sol (con precaución y sin excesos) y ten contacto con la naturaleza: Pasar tiempo al aire libre es una manera fantástica de mejorar la salud. La luz solar ayuda al cuerpo a producir vitamina D, que es esencial para mantener los huesos fuertes y hacer que el sistema inmunológico funcione correctamente. Además, el contacto con la naturaleza puede reducir el estrés, mejorar el estado de ánimo y aumentar la energía. Intenta pasar al menos veinte minutos al día al aire libre, ya sea caminando, leyendo un libro en el parque o disfrutando del sol sin más. ¡Todo un planazo!

11. Termina cada ducha con agua fría: Sé que de primeras no puede parecer lo más apetecible, sobre todo en invierno, pero es un hábito revitalizante que te reportará múltiples beneficios.

El agua fría ayuda a mejorar la circulación, estimula el sistema inmunológico y puede aumentar el nivel de energía. Empieza exponiéndote solo unos segundos y ve aumentando el tiempo de manera gradual. Puede ser un poco incómodo al principio, pero te aseguro que valdrá la pena.

12. Agradece por todo y por tanto: Tomarte unos minutos al día para pensar en las cosas por las que das las gracias puede tener un gran impacto en tu felicidad. Puedes escribirlas en un diario, en el apartado de notas del teléfono o reflexionar sobre ellas sin más. Este hábito te ayudará a mantener una actitud positiva y a valorar lo que tienes.

Tenlo en mente

No necesitas hacerlo todo a la vez. Elige uno o dos hábitos para empezar y ve añadiendo más poco a poco. La clave está en ser constante.

Los pequeños cambios diarios son los que de verdad se mantienen en el tiempo y dan como resultado grandes mejoras en tu salud y bienestar.

Lo que dice la ciencia sobre…
Los hábitos y el cerebro

Según un estudio publicado en *The European Journal of Social Psychology* en el año 2015, se necesita un promedio de 66 días para formar un nuevo hábito. Esto demuestra que los cambios, aunque pequeños, pueden consolidarse con el tiempo y transformarse en comportamientos automáticos que resulten beneficiosos para la salud.

Una vez superado este periodo, el hábito adquiere cierto grado de automatismo, lo que permite que el comportamiento se repita casi sin pensarlo.

En el estudio mencionado, los participantes demostraron que esto se aplica tanto a hábitos alimenticios saludables como a la incorporación de rutinas de ejercicio. Sin embargo, se observó que los hábitos relacionados con la actividad física suelen requerir más tiempo para consolidarse de manera firme en comparación con hábitos simples, como comer una fruta al día.

Contrario a la creencia popular de que solo se necesitan 28 días para formar un hábito, el estudio revela que en ese tiempo las neuronas aún no han asimilado completamente el comportamiento, lo que hace que sea más fácil abandonar la práctica.

La clave está en el autocuidado

El autocuidado es un concepto amplio que, a través de una serie de hábitos, busca un fin mayor: el bienestar general. En definitiva, cuidarte consiste en hacerte la pregunta: «¿Qué necesito?» y actuar en consecuencia, sin posponerlo para «cuando tenga tiempo». Cuidarte significa priorizarte, hacer lo que esté en tu mano para hacerte sentir mejor. ¿O es que no te lo mereces?

Aunque es un término relativamente actual, lo cierto es que sus raíces se remontan a tiempos antiguos, pues las civilizaciones antiguas como la india, la china, la griega y la romana ya practicaban formas de autocuidado.

En esencia, el autocuidado trata de mantener la salud de manera preventiva y completa atendiendo cuerpo, mente y espíritu. Es la clave para lograr un equilibrio saludable en todos los aspectos de la vida.

Seguro que te ha pasado que, en medio del ajetreo diario, sientes que estás perdiendo el equilibrio. Entre el trabajo, las obligaciones familiares y las responsabilidades sociales, es fácil dejar de lado lo más importante: el bienestar. A veces, te das cuenta de que llevas días, incluso semanas, sin dedicarte un tiempo para ti, y eso en algún momento te pasa factura.

Ya te he contado que soy una persona que se exige mucho a sí misma y eso me ha llevado más de una vez hasta ese punto en el que el agotamiento y el estrés me desconectaban de mí misma. Gracias a esas situaciones tomé conciencia de la importancia del autocuidado.

Tenlo en mente

Cada paso que des hacia tu bienestar es un acto de amor propio. Te permite ser tu mejor versión no solo para ti, sino también para quienes te rodean.

Se trata, en resumen, de tratarte con amor y respeto. De tomarte un tiempo para ti, para cuidar el cuerpo, calmar la mente y nutrir el espíritu. Sé que no siempre resulta fácil encontrar el tiempo y las ganas para hacerlo, pero créeme: es lo que te ayudará a recuperar el equilibrio, a resetearte para ser tú de nuevo.

Cada nuevo hábito que adoptes te ayudará a construir una base sólida para vivir de forma más plena y equilibrada.

Existen cinco tipos diferentes de autocuidado:

- **Físico:** nutrición, ejercicio, hidratación, descanso.
- **Mental:** leer, aprender algo nuevo, hacer alguna actividad creativa.
- **Emocional:** atender tus emociones, llevar un diario emocional, meditar.
- **Espiritual:** hacer voluntariado, practicar el agradecimiento, ayudar a los demás.
- **Social:** quedar con amistades o familiares, llamar por teléfono, apuntarte a alguna actividad grupal.

La clave está en integrar hábitos diarios de varios tipos de autocuidado para mantener el equilibrio de mente, cuerpo y espíritu. Por ejemplo, un día leer un rato, comer saludable, hacer algo de ejercicio y dar las gracias o practicar la atención plena. Otro día, comer saludable, quedar con alguien y estudiar algo nuevo.

¿Qué no es el autocuidado?

Ahora que ya sabes un poco más en qué consiste el autocuidado, vamos a ver qué no es. El cuidado personal no va de centrarse solo en ti ni en preocuparse por cumplir con las expectativas de los demás. Tampoco se trata de seguir las últimas modas en ejercicio físico o de obligarte a realizar actividades que no te gustan solo porque son tendencia y todo el mundo las sigue.

> **SÉ AMABLE CONTIGO. DEJA DE JUZGARTE Y EVALUARTE CONSTANTEMENTE. DEJA DE AUTOETIQUETARTE COMO «BUENO» O «MALO» Y ACÉPTATE CON GENEROSIDAD.**

El autocuidado tampoco consiste en ser demasiado indulgente contigo. Claro que después de un largo día de trabajo solo te apetece sentarte en el sofá y comer algo dulce, y claro que puedes hacerlo de vez en cuando, pero ¿te estás cuidando de verdad al hacer este tipo de cosas por muy bien que te sientas en ese momento? ¿Qué vas a conseguir a largo plazo con ese tipo de hábitos?

Es importante que tengas esto presente para no caer en la autocompasión mal entendida. En realidad, cuando te cuidas de verdad tratas de hacer lo que te nutre y te hace sentir bien, tanto por dentro como por fuera, aunque no siempre te apetezca hacerlo.

El autocuidado consiste en descubrir esas pequeñas cosas que de verdad contribuyen a tu bienestar, como dar un paseo al aire libre, disfrutar de una comida que te nutra o tan solo desconectar un momento para relajarte. Estos son los aspectos que de verdad importan y que son significativos en tu vida.

Mi consejo

Agenda todos los días la «hora del bienestar»: un momento solo para ti. ¡Tu tiempo, tus reglas!

Sea cual sea la forma en que elijas cuidarte, es crucial recordar una cosa: menos es más. No se trata de abrumarse con mil tareas a la vez ni de exagerar. Lo esencial radica en hallar ese punto medio entre hacer mucho y no hacer lo suficiente.

Es como buscar el equilibrio entre una tormenta y una sequía: podrías ahogarte en una y acabar exhausto en la otra.

Por ejemplo, hacer deporte es algo maravilloso para el cuerpo y también para la mente, pero si le dedicas todo tu tiempo libre, ¿cuándo estarás con tus amistades o familiares?

Lo mismo sucede con la alimentación: seguir una dieta saludable es fundamental, pero privarte de disfrutar de vez en cuando de un trocito de chocolate o de un helado puede restarle alegría a la vida. Se trata de descubrir ese equilibrio que te permita disfrutar lo mejor de ambos mundos.

Te cuento las razones por las que el autocuidado es tan importante:

1. Mejora la eficiencia: Te ayuda a priorizar lo que es importante de verdad. Aprendes a rechazar compromisos que te agobian y a reservar tiempo para tus pasiones genuinas.

2. Refuerza la autoestima: Al dedicarte tiempo, cuidarte y atender tus propias necesidades, le estás enviando un mensaje positivo al cerebro. Es una manera de recordarte cuánto vales y de nutrir una autoestima más sólida.

3. Fomenta el autoconocimiento: Implica tomarse tiempo para reflexionar sobre lo que de verdad disfrutas y necesitas. Es un proceso de descubrimiento que te permite identificar tus pasiones e inspiraciones, incluso te ayuda a comprenderte en niveles más profundos.

4. Potencia tu capacidad de dar: Ser amable contigo no es egoísta; al contrario, te revitaliza y provee de la energía necesaria para sentir compasión y generosidad hacia los demás. Cuidarte de manera adecuada te permite ofrecer lo mejor de ti a quienes te rodean.

En resumen, el autocuidado es la clave para una vida más feliz y saludable. Priorizarlo en tu día a día puede reducir el estrés, prevenir el agotamiento, mejorar la salud física y mental, estimular tu crecimiento personal y fortalecer las relaciones. Así que, merece la pena, ¿no?

Tenlo en mente

El autocuidado no es un acto egoísta, sino una necesidad esencial. Si alguna vez te has olvidado de amarte y cuidarte, nunca es tarde para empezar a hacerlo de nuevo. ¡Es el mejor regalo que puedes darte!

Escucha tu cuerpo

A pesar de tener miles y miles de años, el cuerpo humano no tiene nada que envidiar a los últimos avances tecnológicos. Nuestro organismo es una máquina muy inteligente que nos envía señales a todas horas sobre lo que necesita para funcionar, solo tenemos que aprender a escucharlo.

Remarco lo de «aprender» porque en nuestro día a día, con todo el ajetreo y responsabilidades que llevamos, tendemos a ignorar todas las señales que nos envía el cuerpo. Así que ignoramos sus necesidades, que pueden ser diferentes según la situación

Por ejemplo, después de un día de ejercicio intenso, es posible que necesites más proteínas y carbohidratos para recuperarte.

Del mismo modo, durante periodos de estrés o en ciertas fases del ciclo menstrual (en caso de personas menstruantes), los requerimientos pueden cambiar.

Esto no significa ir a por comida basura y procesada con la excusa de que «te lo pide el cuerpo», sino buscar sabores que te encanten y disfrutes siguiendo una alimentación real y antiinflamatoria.

El cuerpo a menudo te indicará que necesita ciertos nutrientes a través de antojos. Escucharlos de manera consciente y equilibrada puede ayudarte a asegurarte de que estás obteniendo lo que te hace falta.

Por ejemplo, si te apetece chocolate, quizá tienes carencia de magnesio. En lugar de ver los antojos como enemigos, úsalos como una guía para equilibrar la dieta.

El objetivo es nutrir nuestro cuerpo con alimentos que nos hagan sentir bien, tanto a nivel físico como mental, y hacerlo con moderación.

Hara Hachi Bu: *comer hasta llenarnos en un 80%*

Come cuando tengas hambre y detente cuando te sientas satisfecho, no lleno. Parece lógico y sencillo, ¿no? Sin embargo, llevarlo a la práctica no siempre es tan fácil. Muchas veces comemos por hábito, estrés o aburrimiento, incluso seguimos comiendo aunque ya estemos saciados para terminarnos el plato cueste lo que cueste. Pues bien, te invito a que dejes ese piloto automático y empieces a prestar atención y a respetar las señales de tu cuerpo.

Déjame hablarte del Hara Hachi Bu, una expresión japonesa que se traduce literalmente como «ocho partes del vientre» y que indica que debemos comer hasta llenarnos al 80%.

La idea detrás de este concepto es simple, pero poderosa: no comer hasta llenarse del todo, sino detenerse cuando sintamos saciedad, pero no hasta que no podamos meternos ni un bocado más.

Los habitantes de Okinawa, una pequeña isla de Japón, siguen este principio, que parece ser el secreto de su salud y longevidad. Pero tú también puedes beneficiarte de su sabiduría.

Aquí hay algunos **consejos prácticos y fáciles** de seguir para incorporar en tu vida diaria este hábito:

1. Come despacio: Tómate tu tiempo para disfrutar de cada bocado. Comer de manera pausada permite que el cuerpo registre cuándo está llegando a la saciedad, lo que por lo general tarda unos 20 minutos desde que empiezas a comer.

2. Sírvete porciones en platos de postre: Elige el plato más pequeño de la vajilla, como un plato de postre o similar, así lo verás más lleno y sentirás que estás comiendo más.

3. Come de forma consciente: Practica la alimentación consciente, lo que en inglés se llama *mindful eating*. Significa estar presente en el momento, disfrutar de la comida sin distracciones como la televisión o el teléfono. Presta atención a los sabores, texturas y olores de tu comida. (Esto lo veremos en la tercera parte del libro).

Beneficios del Hara Hachi Bu:

1. Control del peso: Comer hasta el 80% de la saciedad ayuda a controlar la ingesta de calorías sin la necesidad de dietas restrictivas. Como te detienes antes de llenarte, evitas el exceso de calorías que podría llevar al aumento de peso.

2. Mejora de la digestión: Comer con moderación facilita la digestión. Cuando comemos en exceso, nuestro sistema digestivo se sobrecarga, lo que puede causar malestar y problemas digestivos.

3. Longevidad y salud: Los habitantes de Okinawa tienen una de las tasas más altas de longevidad en el mundo y menores incidencias de enfermedades crónicas, como enfermedades cardiacas y diabetes.

Nadie te conoce mejor que tú

Cada persona es diferente, por eso es importante que tengas en cuenta qué te sienta bien y qué no te sienta tan bien, cuál es tu estilo de vida, tu nivel de tolerancia al estrés... Nadie puede conocerte mejor que tú. Este principio es fundamental cuando se trata de entender el modo en que los alimentos afectan al cuerpo y al bienestar.

Empieza por prestar atención a cómo te sientes después de comer diferentes tipos de alimentos. Tómate un momento después de cada comida para analizar tu estado físico y emocional.

¿Te sientes lleno de energía o, por el contrario, te sientes cansado y pesado? ¿Notas alguna molestia digestiva, hinchazón o malestar?

Llevar un diario de alimentación puede serte de gran ayuda para registrar estas sensaciones y patrones, pues te ayudará a tomar conciencia de cómo te afecta lo que comes a nivel físico y mental.

Toma nota

Aquí te doy una idea de un formato práctico y fácil de seguir que puedes encontrar al final del capítulo.

Instrucciones:

1. **Anota todo lo que comes y bebes:** Registra cada comida, *snack* y bebida que consumes a lo largo del día.

2. **Observa y escribe cómo te sientes:** Después de cada comida, apunta qué sientes a nivel físico (energía, cansancio, hinchazón...) y emocional (felicidad, estrés, ansiedad...).

3. **Sé constante:** Hazlo durante una semana para poder analizar y entender mejor tu cuerpo. ¡NO MÁS! ¡NO TE OBSESIONES NI FRUSTRES! Esto también te ayudará a saber si estás comiendo en exceso, si tienes carencias nutricionales o si llevas una alimentación equilibrada.

DIARIO DE COMIDAS

Día 1

HORA	¿QUÉ HE COMIDO Y BEBIDO?	¿CÓMO ME SIENTO FÍSICA Y EMOCIONALMENTE?
09:00	1 tostada con pan de trigo sarraceno, con 1 tomate, 2 rodajas de aguacate, 1 huevo revuelto con orégano, 1 kiwi y 1 café con bebida de almendra	Me siento satisfecho y con energía, un desayuno muy saciante y que me ha sentado genial
14:00	1 ensalada con pepino, tomate y cebolla con aceite de oliva y ajo picado. 2 filetes de pollo 2 patatas cocidas 1 onza de chocolate 90%	Al terminar tenía gases porque he comido con ansiedad y muy rápido, pero he notado que ha sido una comida saciante. El ajo parece que no me ha sentado bien
17:00	1 yogur de cabra 1 puñado de frutos rojos 30 gr de nueces Canela	El cuerpo me pedía una merienda porque esta mañana he hecho entrenamiento de fuerza y tenía más hambre. Me ha sentado genial

¡No te restrinjas! La clave para tener una relación saludable con la comida es la moderación y el equilibrio, no la restricción. Comer sano no significa eliminar por completo tus comidas favoritas de la dieta. Se trata de disfrutar de todo con moderación y encontrar formas de hacer que los alimentos saludables sean deliciosos y placenteros.

En resumen, la mejor dieta no es una dieta, sino un estilo de vida. Al hacer elecciones conscientes y equilibradas, puedes nutrir el cuerpo, mantener la salud y disfrutar de la comida en todo su esplendor.

Deja que tu cuerpo sea tu guía y descubre el placer de una alimentación saludable y sin estrés.

No todo lo nuevo siempre es mejor

Cada vez que hablo en mis redes sociales sobre hacer cambios saludables en la alimentación, me encuentro con muchas reacciones.

Por ejemplo, cuando menciono que el pan de trigo blanco, el «de toda la vida», no es tan bueno, siempre hay alguien que responde: «¡Pero nuestros abuelos han comido pan toda la vida y estaban bien!». Sí, es cierto, pero no del todo.

Me explico. La vida ha evolucionado en todos los sentidos. aunque en muchos aspectos esto ha sido para bien, también ha traído complicaciones. Por un lado, hemos avanzado mucho y tenemos muchas más facilidades. Pero, al mismo tiempo, ahora hay más posibilidades de enfermarnos a través de la alimentación.

Seguro que con este ejemplo lo entiendes mejor.

Nuestros abuelos comían pan, claro, pero no era el mismo pan que comemos hoy. El pan de antes se elaboraba de manera artesanal, con ingredientes más naturales y procesos más lentos. El trigo no estaba tan modificado genéticamente como hoy ni se utilizaban tantos pesticidas y conservantes. El pan de ahora, en cambio, suele estar lleno de aditivos y harinas refinadas que no son tan beneficiosas para nuestra salud.

Además, nuestros abuelos llevaban un estilo de vida diferente.

Caminaban más, tenían más contacto con la naturaleza y con el sol, comían alimentos más frescos y menos procesados, y no estaban expuestos a tantos productos químicos. La vida moderna, con todo su confort, también nos ha hecho más sedentarios y ha llenado nuestra dieta de alimentos ultraprocesados que pueden afectar a nuestra salud a largo plazo.

Ojo, esto no quiere decir que no vivamos mucho mejor ahora.

Hoy tenemos acceso a una amplísima variedad de alimentos, hay más seguridad alimentaria, más recursos para comer, podemos reconocer al instante qué es saludable y qué no, y tenemos la posibilidad de hacer elecciones más informadas.

Pero también nos enfrentamos al reto de «saber elegir» entre tanta información y evitar los productos que, aunque nos resulten tentadores, no son lo mejor para el cuerpo. Me refiero a los productos ultraprocesados, que están repletos de azúcares, aceites refinados, aditivos... Por eso es tan importante aprender a leer etiquetas en el supermercado y en la cocina. No te abrumes, muy pronto te contaré cómo hacerlo.

La clave está en entender que, aunque los hábitos de nuestros abuelos tenían sus ventajas en cuanto a la salud se refiere, en la actualidad lo tenemos también muy fácil para ponernos a ese nivel. Solo tenemos que adaptarnos y ser muy conscientes de lo que consumimos y de cómo queremos organizar nuestro «ajetreado y estresado» día.

No se trata de rechazar lo antiguo ni de abrazar todo lo nuevo, sino de saber encontrar el equilibrio y ser flexibles en el contexto de hoy.

Volver a lo básico

Imagina por un momento cómo se alimentaban nuestros ancestros en el Paleolítico cuando no había ni supermercados ni alimentos procesados ni aditivos artificiales. Comían lo que cazaban, pescaban o recolectaban sin más. Esta forma de alimentarse, que hoy se conoce como «dieta paleolítica», se ha vuelto popular por buenas razones.

¿Qué es la dieta paleolítica? **Pues nada más y nada menos que...** ¡la comida real! Se trata de comer alimentos que nuestros antepasados podían encontrar en la naturaleza, tales como carne, pescado, marisco, fruta, verdura, semillas, huevos, frutos secos... Es decir, productos sin procesar, sin ingredientes artificiales y naturales al cien por cien.

Sé que ahora mismo estarás pensando: «Ya, María, pero es que, en esta sociedad, eso es imposible», y tienes parte de razón. Es casi imposible seguir una alimentación donde no se cuele algún que otro alimento o componente «moderno». Por eso hay que saber ser flexible, hay que priorizar al máximo la comida natural, pero tampoco hay que sentirse culpable por comer algo no tan sano de vez en cuando.

LA MEJOR DIETA CONSISTE EN COMER SANO Y ESCUCHAR A TU CUERPO.

Tengo que confesarte algo: la palabra «dieta» nunca me ha gustado. Para muchas personas, ese concepto significa restricción, sacrificio y, a menudo, una relación poco saludable con la comida. Yo creo que es un error ver la alimentación como algo controlado: no hace falta contar calorías ni pesar la comida, pues estas prácticas son insostenibles con el tiempo. Tan solo se trata de comer de forma saludable y natural, escuchando lo que nuestro cuerpo necesita.

¿Quieres saber cómo conseguirlo, sin estrés ni complicaciones? Te lo cuento en el siguiente capítulo.

Capítulo 2
El método 80-20%: cuídate sin estrés, disfruta sin culpa

Antes de entrar en materia, me gustaría contarte algo muy personal. Como he mencionado antes, soy una persona bastante autoexigente y necesito tenerlo todo bajo control. Pues bien, en mi intento por encontrar alivio a los problemas intestinales que sufría y con toda la frustración que suponía no saber qué me pasaba, empecé a obsesionarme con llevar un estilo saludable a rajatabla. Incluso me sentía muy culpable cada vez que me salía de las rutinas y evitaba cualquier plan social donde no pudiera controlar lo que había para comer o cenar.

Sin darme cuenta, me quedé atrapada en una espiral de control. Aunque fuera bien intencionada, pues lo que quería era recuperar mi bienestar, me estaba haciendo más mal que bien.

En ese momento, tenía un reloj de actividad que iba conectado con el móvil y me permitía saber cuántos pasos daba durante el día, cuántas horas había dormido y las calorías que había quemado. Incluso podía registrar las que había consumido en las comidas para llevar un mayor control. Sin duda, ese reloj era el mejor juguete para una persona que, como yo, estaba obsesionada con la vida perfecta. Antes de terminar el día, tenía que asegurarme de que había completado todos los objetivos y, si no era así, me sentía decepcionada conmigo misma.

¿Te imaginas vivir así cada día? Menudo sin vivir, ¿no? Por suerte, hace tiempo que dejé esas obsesiones atrás, aunque no fue fácil. Después de tocar fondo y de vivir mis días con una gran ansiedad y tristeza, decidí acudir a terapia psicológica en busca de ayuda profesional. Créeme, esa fue una de las mejores inversiones que pude hacer para mi bienestar. Gracias a eso, entendí la importancia de ser flexible con las rutinas y de encontrar el equilibrio.

Porque, como os decía en la introducción, la perfección no existe, pero sí puedes llevar una vida feliz y saludablemente imperfecta gracias a una sencilla fórmula: la del 80-20%.

¿Qué es el método 80-20%?

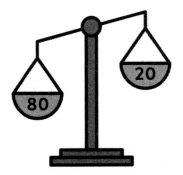

Este método consiste en seguir una alimentación y un estilo de vida saludable durante el 80% del tiempo, mientras que durante el 20% restante, te permites disfrutar de esos pequeños caprichos sin culpa.

Te pongo un ejemplo sencillo de cómo puedes aplicarlo en tu día a día: de lunes a viernes comes de manera saludable, sigues tu rutina de ejercicios y mantienes tus buenos hábitos. Al llegar el fin de semana, sales a comer o a cenar con tus amistades y disfrutas de tus placeres más insanos. Con el método 80-20%, estos momentos menos saludables se integran dentro de un estilo de vida equilibrado, pues sabes que, como lo haces de manera ocasional, tu progreso no va a verse afectado.

En mi caso personal, encontré un ritmo natural y sostenible a largo plazo que me permite disfrutar de la vida mientras mantengo mis maravillosos hábitos saludables. Además, cuando empiezas a ver los beneficios y lo bien que te sientan, cada vez cuesta más salirse de esas rutinas saludables y el balance acaba llegando al 90-10%.

EL EQUILIBRIO ES LA CLAVE PARA UNA VIDA PLENA; CUIDA DE TI, PERO NO OLVIDES DISFRUTAR DEL CAMINO.

¿Cómo funciona?

El 80% del tiempo, lleva una rutina saludable:

- Céntrate en comer alimentos frescos y naturales.
- Llénate el plato de frutas, verduras, proteínas magras, cereales integrales y grasas saludables.
- Cocina en casa tanto como sea posible para tener el control sobre los ingredientes y la preparación de las comidas.

- Bebe mucha agua y limita el consumo de bebidas azucaradas, refrescos o alcohol.
- Combina ejercicios de fuerza y cardio.
- Muévete más.
- Prioriza el descanso.
- Mantén unos horarios fijos en tu rutina.

El 20% del tiempo, disfruta sin culpa:

- Date permiso para disfrutar de tus comidas favoritas, de tus salidas sociales, de los procesados y de «esos caprichos no tan saludables».
- Disfruta de una tarde eterna de estar en el sofá y haciendo una maratón de series.
- Haz lo que te apetece sin sentirte culpable, pues sabes que está bien darse el gusto de vez en cuando.
- La clave está en la moderación. No se trata de comer en exceso, sino de disfrutar de los pequeños placeres.

El método 80-20% es efectivo porque no se basa en la restricción, sino en el equilibrio. Al no prohibirte ciertos alimentos, es menos probable que sientas la necesidad de darte atracones o de abandonar la alimentación saludable por completo.

Además, esta flexibilidad hace que sea más sostenible a largo plazo, ya que no te sientes que te estés privando de nada. El 80% del tiempo te comprometes a elegir alimentos sanos que beneficien a tu cuerpo y a desarrollar hábitos que promuevan tu bienestar. Esto te permite tener la tranquilidad de saber que, si un día te saltas esas rutinas saludables, puedes compensarlo al día siguiente comiendo bien o haciendo ejercicio.

Mi consejo

El picoteo inteligente puede ser parte del método 80-20%. Puede ayudarte a mantener ese equilibrio tan necesario entre una alimentación saludable y los pequeños placeres que a todos nos gusta disfrutar.

Cuando te entre el gusanillo, puedes comer un puñado de nueces, una manzana o unos palitos de zanahorias con humus... Son opciones que no solo te sacian, sino que también te nutren.

Algunos consejos para que te resulte fácil:

• **Controla las porciones:** Gran parte del método 80-20% se basa en la moderación. Incluso cuando elijas *snacks* saludables, es importante que controles las cantidades. Sírvetelo en un bol pequeño y disfruta de él en otro lugar que no sea la cocina. Así evitas la tentación de seguir picando.

• **Hidrátate antes de picar:** A veces confundimos la sed con el hambre. Antes de lanzarte a por un *snack*, prueba a beber un vaso de agua o a tomarte una infusión. Si después de hacer esto sigues sintiendo apetito, entonces es el momento de ir a por un tentempié.

• **Planifica tus *snacks*.** Prepara los picoteos saludables con antelación y llévalos contigo al trabajo para comerlos allí o cuando salgas. De esta forma, evitarás caer en la tentación de comprar *snacks* poco saludables.

Un plátano con frutos secos o un minibocadillo de pan integral con aguacate y jamón son opciones perfectas para picar sano.

Cómo aplicar el 80-20% en tu rutina diaria

Una vez conocida la teoría, voy a ponerte varios ejemplos para que entiendas mejor cómo puedes aplicar el método 80-20% en las situaciones reales del día a día. Ya sea durante unas vacaciones, en un día de descanso o incluso en esos momentos en los que el antojo de un capricho dulce aparece, este enfoque te permite mantener el equilibrio entre disfrutar de la vida y cuidar de la salud.

Toma nota
Tres ejemplos prácticos para entenderlo mejor

¡En vacaciones o celebraciones!
Es natural querer disfrutar de comidas y bebidas que normalmente no consumes. El método 80-20% te permite hacerlo sin remordimientos. Si en las vacaciones te permites comer postres o platos tradicionales que no son parte de tu rutina habitual, lo haces con la conciencia de que estás disfrutando de una experiencia cultural y que, al regresar a casa, volverás a tus hábitos saludables.

¡Hoy no entreno!
Hay días en los que no tienes ganas de hacer deporte bien porque estás cansado, tienes un plan mejor o necesitas un descanso sin más. Con el método 80-20%, descansar un día no es motivo para sentirte mal. De hecho, es importante escuchar el cuerpo y darle el descanso que necesita. Un día o una semana sin ejercicio no arruinará tu progreso.

¡Los caprichos diarios!
Imagina que te encanta el chocolate. En lugar de prohibírtelo por completo, te permites un trocito cada día. Este pequeño placer te satisface y reduce la probabilidad de que en algún momento te des un atracón y te comas la tableta entera. Este enfoque equilibrado te permite disfrutar de tus alimentos favoritos de una manera controlada y saludable.

Comer bien no es hacer dieta

Ya te he dicho antes que la palabra «dieta» no es precisamente una de mis favoritas. ¿Por qué? Pues porque, cuando hablamos de «dieta», a menudo pensamos en planes temporales y restrictivos diseñados para perder peso de manera rápida.

Este tipo de alimentación suele ser insostenible a largo plazo y puede llevarte al temido «efecto yoyó»: pierdes peso, pero lo recuperas poco después.

Además, las dietas restrictivas pueden hacer que nos obsesionemos con lo que comemos, lo cual no es saludable ni para la mente ni para el cuerpo. Reconozco que yo también caí en ellas en otras épocas de mi vida, sobre todo en la adolescencia, cuando estaba obsesionada con el aspecto físico. Pero créeme, es mejor que huyas de ellas y que apuestes por una alimentación saludable y sin restricciones.

SOLO TIENES UN CUERPO, ALIMÉNTALO BIEN Y TE DEVOLVERÁ EL FAVOR.

Comer mejor no va de seguir reglas rígidas, sino de nutrir el cuerpo de una manera que te haga sentir bien y te mantenga saludable. Sin embargo, lo más importante es que puedas sostenerlo en el tiempo hasta que se convierta en tu estilo de vida.

Aquí es necesario retomar el concepto de autocuidado, pues desempeña un papel fundamental en todo esto. Cuidar de ti implica tomar decisiones diarias que te nutran, tanto a nivel físico como emocional; aunque te permitas consentirte de vez en cuando, claro. Es comprender que lo que comes no solo afecta al peso, sino también al bienestar en general, a tu energía y a tu estado de ánimo. Integrar el autocuidado en tus hábitos alimenticios implica estar pendiente de las señales del cuerpo y brindarle lo que necesita de verdad, sin sentir culpa ni imponerle restricciones excesivas.

Personalmente, no creo en las dietas estrictas que te indican con extrema precisión lo que tienes que comer en cada momento del día, del estilo: «150 g de pollo + 225 g de acelgas hervidas + 1 albaricoque». Esto solo te hará tener más ansiedad y acabarás tirando la toalla más pronto que tarde, por no hablar del efecto rebote que puedes sufrir.

Como excepción, si por ejemplo te cuesta mucho perder peso y no entiendes por qué, te recomiendo pesar la comida durante unos días, pero sin obsesiones. Solo te lo digo para que seas consciente de las cantidades que ingieres en el día, pues a lo mejor llevas un superávit muy alto o tienes carencia de proteína, por ejemplo. También puedes usar el diario de alimentación del capítulo anterior para saber qué comes y en qué cantidad, pero solo durante unos días y para hacerte una idea.

Si sientes que la situación está estancada, te recomiendo que acudas a un profesional de la nutrición para que estudie tu caso y te ayude a mejorar en tu progreso.

Tenemos tan normalizado comer mal, que a comer bien se le llama «hacer dieta»

Estás en un restaurante con alguien, te pides el plato más saludable de la carta y automáticamente te preguntan si estás a dieta. ¿Te ha pasado?

Tranqui, te aseguro que no solo te ocurre a ti. En esta sociedad, tenemos tan normalizados los excesos que parece que comer bien es una actividad temporal, algo que hacemos solo para alcanzar un objetivo específico, como bajar de peso. Pero lo cierto es que comer sano debería ser una forma de vida, no un sacrificio ni una moda pasajera.

Está en nuestra naturaleza humana que nos afecte lo que otras personas piensen, cosa que puede llegar a ser un obstáculo para nuestro bienestar. Imagina estar en un bar con gente y sentirte juzgado porque prefieres pedir un vaso de agua en lugar de una cerveza. O en un restaurante, optar por una piña de postre en lugar de una tarta de chocolate. ¿Acaso no estás pensando en lo mejor para ti? Entonces ¿por qué sientes que se te juzga?

Nos hemos acostumbrado tanto a seguir las normas sociales que olvidamos que lo más importante es cómo nos sentimos. No deberíamos tener la obligación de seguir lo que la mayoría hace, sobre todo cuando se trata de decisiones que afectan a la salud.

Es un alivio darse cuenta de que tenemos la libertad de elegir lo que es mejor para nuestra persona. Si te apetece agua en lugar de cerveza, ¡pídela! Si prefieres la piña en lugar de la tarta, adelante. No hay nada de malo en ser diferente. De hecho, ser fiel a lo que quieres es lo mejor que puedes hacer por ti.

Tenlo en mente

Una relación saludable con la comida se basa en el equilibrio y en escuchar lo que tu cuerpo necesita de verdad, no en seguir reglas estrictas o en complacer a otras personas.

La próxima vez que te encuentres en una situación social, recuerda que tienes derecho a elegir lo que te hace sentir bien. No estás aquí para satisfacer las expectativas de otra gente, sino para cuidar de ti.

Poner tu bienestar por encima de la presión social no es egoísmo, es autocuidado. Vivimos en una sociedad donde a menudo se espera que nos ajustemos a ciertas normas, pero esto no debería ser a costa de la salud. Comer sano, hacer ejercicio y cuidar de nuestro bienestar mental no son actos de rebeldía, sino de amor propio.

Prioriza lo que te hace sentir bien. Si seguir un estilo de vida saludable te hace sentir con más energía, feliz y en paz, no dejes que las opiniones del resto del mundo te desvíen del camino.

Al final del día, lo que de verdad importa es cómo te sientes. No te preocupes por el qué dirán.

¡No cuentes calorías!

Ingerir más o menos calorías no es algo que determine lo saludable que es tu alimentación. Para mí, dejar de centrarme en comer menos para tratar de comer mejor fue clave para tener una relación más sana con la comida. Cuando la cabeza hizo clic, empecé a ver la comida como una forma de nutrir el cuerpo, en lugar de concebirla como una fuente de estrés por pasarme el día contando las calorías o las grasas que podía tener cada plato.

Por eso te invito a que hagas lo mismo. En lugar de contar las calorías de cada comida o evitar ciertos alimentos, céntrate en la calidad de lo que comes.

Me encanta leer sobre los últimos estudios y tendencias en salud, pues veo que hay algo en lo que todos están de acuerdo: lo que decides poner en el plato cada día influye de forma directa en la salud y el bienestar. No es solo una cuestión de calorías, sino de cómo impacta al cuerpo y a la mente cada alimento, ya sea de forma positiva o negativa.

Durante mucho tiempo, cuando se hablaba de alimentación, todo se centraba en proteínas, carbohidratos y grasas. Y ¿adivinas qué? Nos estábamos perdiendo algo crucial: la calidad de esos nutrientes.

Por ejemplo, en los años sesenta y setenta, se demonizaron las grasas por los supuestos efectos negativos que tenían en la salud. Esto hizo que los productos «bajos en grasa» se convirtieran en la opción supuestamente saludable por excelencia, pero lo que muchos no sabían es que estos productos estaban cargados de azúcares y aditivos que, en realidad, no nos hacían ningún favor.

Hoy, la ciencia nos ha abierto los ojos para que podamos centrarnos en lo importante: los nutrientes.

La importancia de los nutrientes

Este es el cambio más significativo que puedes hacer para conseguir llevar una alimentación saludable. En lugar de contar calorías, céntrate en contar nutrientes. El cuerpo necesita una variedad de vitaminas, minerales, antioxidantes y otros compuestos bioactivos para funcionar de manera óptima, así que la prioridad debe ser proporcionárselos.

Los nutrientes no solo apoyan funciones básicas como la salud del cerebro, los huesos y el sistema inmunológico, sino que también desempeñan un papel crucial en la prevención de enfermedades crónicas.

Al consumir alimentos reales y no procesados, le proporcionamos al cuerpo los nutrientes necesarios para tener energía, promover la reparación celular y protegerse contra enfermedades.

Desde ya te invito a que te llenes el plato con alimentos variados, coloridos y ricos en nutrientes. Escucha a tu cuerpo y aprende a disfrutar de las comidas que te hagan sentir bien, tanto a nivel físico como mental.

EMPIEZA HOY Y CAMBIA TU VIDA PARA SIEMPRE

Tenlo en mente

La calidad de lo que comes es mucho más importante que la cantidad. **No todas las calorías son iguales:** las de un aguacate no tienen el mismo efecto en tu cuerpo que las de un refresco azucarado.

Espero que mi experiencia te inspire a hacer pequeños cambios en tu alimentación y dejes de caer en la trampa de las dietas restrictivas y en esa obsesión absurda por contar calorías, algo que es imposible alargar en el tiempo.

Como mencionaba antes, la calidad de los alimentos que consumimos es mucho más importante que la cantidad de calorías que contienen. En lugar de centrarnos en la restricción calórica, debemos primar la densidad nutricional de los alimentos y en cómo estos apoyan a la salud integral.

Lo que dice la ciencia sobre...
Contar calorías

Calcular el gasto calórico no es tan sencillo como sumar lo que se consume y restarle lo que se quema. Las estimaciones de las calorías que quema el cuerpo varían según varios factores:

1. Metabolismo basal (MB): Aunque se calcula con fórmulas que consideran el peso, la edad y el sexo, puede verse alterado de manera significativa por otros factores como la genética, la falta de sueño, y los niveles de grasa marrón.

2. Termogénesis: No todos los alimentos se digieren igual. Por ejemplo, hace falta más energía para metabolizar las proteínas que las grasas o los carbohidratos. Además, los alimentos naturales generan más gasto energético que los procesados, incluso aunque tengan las mismas calorías.

3. Movimiento y NEAT (actividad termogénica no asociada al ejercicio): El gasto calórico del movimiento no se limita al ejercicio, sino que actividades cotidianas como gesticular o cambiar de postura también influyen. La NEAT puede variar de manera drástica de una persona a otra.

La ecuación de «calorías que entran y salen» es más compleja de lo que parece y la regulación energética del cuerpo se adapta según las condiciones y hábitos personales.

Empieza con el cambio paso a paso

Adoptar un estilo de vida saludable es una meta maravillosa que te traerá muchos beneficios, pero es importante que entiendas que no se puede cambiar todo de un día para otro. No quieras ni pretendas hacer todos los cambios de golpe, porque esto puede llevarte a abrumarte, frustrarte y a tirar la toalla antes de tiempo.

La clave está en hacerlo poco a poco, en permitirte adaptarte y en establecer hábitos duraderos.

Piensa en cualquier gran cambio que has hecho en la vida. Quizá no ocurrió de la noche a la mañana, ¿verdad?

Pues del mismo modo, los cambios en la alimentación y el estilo de vida deben ser graduales y paulatinos.

Esto no solo hará que el proceso se te haga más llevadero, sino que también aumentará las posibilidades de éxito. Así lograrás que estos cambios se mantengan a largo plazo y acaben formando parte de tu rutina sin que te des cuenta.

Aquí tienes algunas ideas de pequeños cambios que puedes empezar a aplicar para llevar una vida más saludable a todos los niveles.

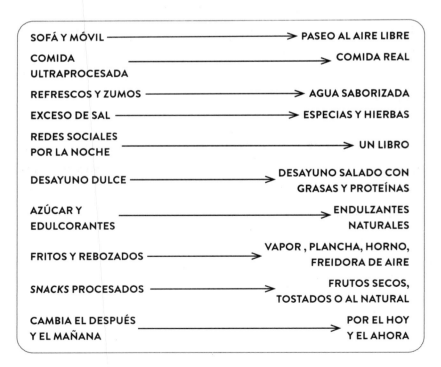

EMPIEZA HOY

con la primera sentadilla
con tres pasos más
leyendo una página
cocinando algo rico y sano
haciendo esa llamada
enviando ese mensaje
madrugando un poco más

REPITE MAÑANA

Sé que te estoy dando muchas ideas para conseguir llevar una vida más saludable y es posible que ahora mismo estés pensando: «¿Por dónde empiezo?». Solo tienes que elegir una cosa: comienza con un cambio pequeño y sencillo. Aquí te dejo algunos ejemplos.

- **Bebe más agua:** Si no bebes suficiente agua durante el día, proponte empezar a tomar un vaso más. Puedes hacerlo al levantarte o antes de la comida o la cena.
- **Mueve el cuerpo:** Si apenas haces ejercicio o no tienes una rutina demasiado regular, no te vengas ahora arriba y te apuntes a una maratón. Comienza con caminatas diarias o una rutina de ejercicios corta en casa.
- **Incorpora más frutas y verduras a la dieta:** Añade una porción extra de frutas o verduras a tus comidas diarias. Inclúyelas

en cualquier plato a modo de acompañamiento o como *snack* a media mañana o por la tarde. No tiene que ser un cambio radical, solo un pequeño ajuste que puedas mantener.

CADA PEQUEÑO PASO CUENTA, ASÍ QUE VE DESPACIO, CELEBRA CADA LOGRO Y DISFRUTA DEL PROCESO.

Al introducir cambios pequeños y fáciles de mantener en la rutina, te das la oportunidad de adaptarte a cada uno y de asimilarlo antes de pasar al siguiente.

Esto te permitirá construir una base sólida de hábitos saludables que se sostendrán con el tiempo, te lo aseguro.

Aquí te dejo algunos consejos para conservar la motivación:

1. Celebra los logros: Cada pequeño cambio es un paso en la dirección correcta. Celebra los logros y usa esa motivación para continuar.

2. Aprende de los errores: Es normal que no todo salga como esperas. Si te desvías del camino, no te desanimes. Aprende de la experiencia y sigue adelante.

3. Sé paciente contigo: Los hábitos no se forman de un día para otro. Date tiempo y sé paciente con el progreso. Lo importante es la consistencia, no la perfección.

No se trata de hacerlo todo perfecto, sino de encontrar un equilibrio que funcione para ti. Algunos días te resultará más fácil que otros y eso está bien. Lo importante es mantener siempre la dirección hacia una vida más saludable.

Toma nota

Supongamos que quieres mejorar tu alimentación y hacer más ejercicio. ¿Cómo puedes hacerlo de forma gradual? Aquí tienes una propuesta:

Semanas 1-2:
- Añade una pieza de fruta al desayuno.
- Camina diez minutos al día.

Semanas 3-4:
- Añade una porción de verduras a la cena.
- Camina 20 minutos al día.

Semanas 5-6:
- Sustituye una bebida azucarada por agua o té.
- Prueba una actividad física nueva.

Más adelante profundizaremos en cómo integrar estos cambios en la rutina, pero antes necesito hablarte de la conexión intestino-cerebro, de la inflamación y de cómo las emociones afectan a todo el cuerpo. Además, exploraremos los principales grupos de nutrientes y sus funciones, para que entiendas cómo una alimentación equilibrada puede marcar una gran diferencia en tu bienestar. ¿Me acompañas?

Capítulo 3
Comer sano, rico y fácil es posible

Ya te avanzaba antes que todo lo que comes tiene un impacto directo en tu cuerpo y en tu mente, pero ¿sabías que también afecta de manera directa a cómo te sientes? No solo en términos de energía y bienestar físico, sino también a nivel mental y emocional. Sí, como lo lees. La conexión intestino-cerebro es real y poderosa: lo que ocurre en el intestino influye en el estado de ánimo y en la salud mental.

La microbiota intestinal, un ecosistema de trillones de microorganismos, desempeña un papel mucho más importante de lo que imaginas en el cuerpo. Alimentarlo con una dieta rica en frutas, verduras, proteínas de calidad y grasas saludables no solo mejorará la digestión, sino que también promoverá la producción de los neurotransmisores que te hacen sentir bien, como la serotonina, la «neurona de la felicidad».

Una vez sabido esto, qué menos que prestarle un poco de atención a todo lo que dejas entrar en tu cuerpo, ¿no? En este capítulo, te ayudaré a convertir la alimentación en la mejor aliada para sentirte bien, comiendo delicioso y saludable.

CADA BOCADO ES UNA OPORTUNIDAD DE NUTRIR EL CUERPO Y DELEITAR EL PALADAR.

Además, te hablaré sobre cómo combatir la inflamación, descubrirás la importancia de los principales nutrientes y que una dieta equilibrada puede ser rica, variada y muy sabrosa.

La conexión intestino-cerebro

Cuando lidiaba con problemas intestinales y acudía al médico digestivo, siempre se daba la misma y frustrante situación. Le hablaba de mis síntomas, le enseñaba las pruebas negativas y entonces él me decía: «Tienes colon irritable y tienes que aprender a vivir con él». Si has vivido o estás viviendo una realidad similar, créeme: no eres la única persona en esta situación.

«Tienes que aprender a vivir con él». Qué frase tan terrible, dolorosa y conformista, ¿verdad? Oírla me provocaba más rabia y frustración, pero, como ya te he contado, soy una persona muy luchadora y nunca me conformé con esa respuesta, así que seguí explorando soluciones por mi cuenta.

Acudí a diferentes nutricionistas y probé distintas estrategias nutricionales y esto me hizo darme cuenta de la importancia que tenía la alimentación en el tratamiento de mi malestar. Como ya te conté al inicio del libro, a partir de aquel momento, convertí la cocina en un laboratorio y el salón, en una biblioteca.

Durante estos años de ensayo y error, he comprobado como algunos hábitos y alimentos me crean malestar, mientras que otros me proporcionan alivio y vitalidad.

Así que, tras tantísimas pruebas médicas con diagnóstico negativo, empaparme de conocimientos sobre nutrición y probar con nuevas recetas en casa, por fin entendí que la conexión entre lo que comía y cómo me sentía era más fuerte de lo que creía.

¿Alguna vez has sentido mariposas en el estómago antes de una entrevista de trabajo o de un examen? Pues esto no es ninguna coincidencia. El intestino y el cerebro están más conectados de lo que imaginas. Ahora entenderás por qué.

Primero, pongámonos en contexto. La conexión intestino-cerebro es una especie de «autopista de dos sentidos» que permite que estos dos órganos se comuniquen a todas horas. Esta conexión se da a través de una red compleja de neuronas, hormonas y señales químicas que forman el llamado «eje intestino-cerebro». El nervio vago es la principal de estas vías, comunica directamente el cerebro con el sistema digestivo.

TU INTESTINO ALBERGA TRILLONES DE BACTERIAS Y OTROS MICROORGANISMOS CONOCIDOS EN CONJUNTO COMO «LA MICROBIOTA INTESTINAL».

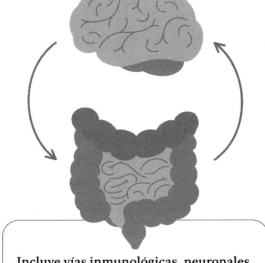

Estos bichitos no solo te ayudan a digerir la comida, sino que también influyen en el estado de ánimo, el sistema inmunológico y la salud mental en general.

Un intestino sano, lleno de bacterias buenas, puede ayudarte a sentir más felicidad y relax.

Por otro lado, un desequilibrio en la microbiota se relaciona con condiciones como la obesidad y la dificultad para perder peso. También puede contribuir a problemas como la ansiedad, la depresión y otros trastornos mentales.

Lo que dice la ciencia sobre...
La microbiota

Durante mucho tiempo, la microbiota recibió el nombre de «flora intestinal». Sin embargo, hoy sabemos que no se limita solo al intestino, sino que también tenemos microorganismos en muchas otras partes del cuerpo.

La conexión entre el intestino y el cerebro se empezó a investigar a finales del siglo XIX y principios del siglo XX. Los estudios revelaron que las emociones y la salud mental están profundamente entrelazadas con el estado del intestino.

Voy a explicártelo un poco más a fondo.

Como ya te he dicho, el eje intestino-cerebro representa una conexión bidireccional en la que el cerebro y el sistema gastrointestinal se comunican a todas horas a través de una red de neuronas, hormonas y, sobre todo, neurotransmisores.

Estos mensajeros se encargan de llevar información vital entre el intestino y el cerebro, de forma que influyen el uno en el otro y en cómo te sientes. Te presento a algunos de ellos para que veas el importante rol que cumplen en el organismo.

• **Serotonina:** Se conoce como la «hormona de la felicidad», desempeña un papel crucial en la regulación del estado de ánimo, el sueño y el apetito.

Aunque resulte increíble, lo cierto es que alrededor del 95 % de la serotonina que circula por el cuerpo se produce en el intestino, lo que significa que la salud digestiva tiene un impacto directo en el bienestar emocional.

• **GABA (ácido Gamma-Aminobutírico):** Es como un freno para el sistema nervioso. Su función principal es reducir la excitabilidad neuronal, lo que nos ayuda a mantener la calma y a reducir la ansiedad.

Un intestino saludable contribuye a la producción de GABA y te ayuda a sentir más tranquilidad y menos estrés.

• **Dopamina:** Es la responsable de la motivación, el placer y la recompensa. Su producción también está influenciada por la microbiota, de modo que tener un intestino sano también puede ayudarte a mantener un buen equilibrio emocional y una mayor motivación.

En momentos de mucho estrés, estos neurotransmisores se alteran, lo que puede generar problemas digestivos y cambios en el estado de ánimo, entre otros problemas.

¿Cómo afecta la alimentación a la conexión intestino-cerebro?

Todo lo que comes tiene un impacto directo en la salud del intestino y, por lo tanto, del cerebro. Una dieta rica en fibra, frutas, verduras, cereales integrales y alimentos fermentados favorece el crecimiento de bacterias buenas. Estos alimentos no solo nutren el cuerpo, sino que también alimentan a los microbios beneficiosos del intestino y los ayuda a prosperar.

Los microbios, a su vez, producen ácidos grasos de cadena corta (AGCC), los cuales tienen un efecto antiinflamatorio. Mejoran la salud de la barrera intestinal y mantienen una comunicación fluida entre el intestino y el cerebro.

Los alimentos fermentados como el yogur, el kéfir, el miso y el kimchi contienen probióticos, que son bacterias vivas que pueden colonizar el intestino y mejorar el equilibrio de la microbiota.

Estos probióticos ayudan a reducir la inflamación, mejoran la función de la barrera intestinal y, en algunos casos, incluso pueden influir en la producción de neurotransmisores, como la serotonina, lo cual mejora el estado de ánimo y reduce la ansiedad.

Para acabar de convencerte de que apuestes por una alimentación natural y sin alimentos procesados, te contaré qué le ocurre a la microbiota cuando te alimentas de forma poco sana.

Una dieta alta en azúcares, grasas saturadas y alimentos procesados puede dañar la microbiota y, en consecuencia, afectar de manera negativa a la salud mental. ¿Cómo? Muy sencillo.

Al ingerir en exceso alimentos ricos en azúcar y grasas saturadas, se fomenta el crecimiento de las bacterias «malas» de la microbiota del intestino, lo que lleva a un desequilibrio llamado «disbiosis». Se trata de una alteración que lleva al intestino a inflamarse, lo que daña la barrera protectora y altera la producción de neurotransmisores, que son las sustancias químicas que el cerebro usa para comunicarse.

Este desequilibrio puede afectar a la salud mental, pues aumenta el riesgo de sufrir problemas como ansiedad, depresión y otros trastornos del estado de ánimo.

Asimismo, si en tu dieta no abundan los nutrientes esenciales, el cuerpo va a producir menos ácidos grasos de cadena corta, además de otros compuestos importantes que ayudan a mantener el intestino y el cerebro sanos. Sin estos nutrientes, el intestino se vuelve propenso a la inflamación y a la permeabilidad intestinal, lo que dificulta la comunicación entre el intestino y el cerebro, cosa que afecta tanto a la salud física como a la mental.

IMAGINA EL INTESTINO COMO UN HUERTO: LO QUE PLANTES Y CÓMO LO CUIDES DETERMINARÁ LA CALIDAD DE LA COSECHA.

Más adelante, te contaré cómo puedes alimentarte para promover el crecimiento de las bacterias buenas y reducir el de las malas. También te propondré ideas para que aprendas a gestionar el estrés y las emociones, lo que te ayudará a cuidar el cerebro.

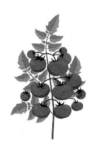

De esa manera, el canal intestino-cerebro funcionará mejor que nunca.

Pero, antes, vamos a descubrir cómo la inflamación puede cambiar por completo el equilibrio del cuerpo y, lo más importante, cómo puedes mantenerla a raya.

Qué es la inflamación y cómo puedes prevenirla

Debo confesar que el camino hasta llegar al método 80-20% fue largo y que, mientras lo recorría, un concepto al que no estaba prestando demasiada atención se aparecía una y otra vez: la inflamación.

Al principio, también pensaba que la inflamación era solo algo que se manifestaba de manera visible, como una hinchazón o el enrojecimiento en la piel. Pero poco a poco fui descubriendo que se trataba de algo mucho más complejo y que afecta a todo el cuerpo.

Es probable que alguna vez te haya pasado algo parecido a lo que me ocurría a mí. Notaba una sensación constante de malestar que no era capaz de atribuir a nada en particular, pero ahí estaba. Algo no funcionaba bien y afectaba a mi bienestar.

Con el tiempo y después de varias investigaciones, me di cuenta de que la inflamación no solo estaba detrás de mis trastornos digestivos, sino también de la fatiga persistente, los altibajos en el ánimo y la falta de energía casi constante.

Tenlo en mente

Hay algo importante que debes saber sobre la inflamación. Si no le pones remedio, acabará convirtiéndose en crónica y tendrás que lidiar con ella a diario. En realidad, los procesos inflamatorios no son malos *per se*. Se trata de una respuesta

> del sistema inmunológico para protegerte de daños en el organismo, por ejemplo, ante virus o bacterias. Lo que ocurre es que, cuando esta respuesta se mantiene activa durante mucho tiempo, comienza a dañarte en lugar de protegerte.

El rol del sistema inmunológico

Nuestro sistema inmunológico es una red compleja de células y procesos que trabajan juntos para protegernos de amenazas como infecciones, lesiones y toxinas. Este sistema está compuesto por diferentes tipos de «soldados», también conocidos como glóbulos blancos o leucocitos, que a su vez tienen roles específicos en la lucha contra agentes externos.

Cuando el cuerpo se ve amenazado, estos «soldados» actúan para eliminar el peligro, lo que desencadena la inflamación como parte de la respuesta defensiva.

Aunque la inflamación es crucial para protegernos, también debe ser regulada y controlada. Aquí es donde entran en juego los «bomberos» del sistema inmunológico: los linfocitos T reguladores. Son las células responsables de calmar y detener la respuesta inflamatoria, lo que evita que el cuerpo quede atrapado en un estado de inflamación crónica.

¿Qué sucede cuando la inflamación se vuelve crónica?

Imagina que el sistema inmunológico está siempre en estado de alerta, con soldados preparados las veinticuatro horas del día para la batalla. Sin un descanso adecuado y sin la intervención de los «bomberos», esta inflamación puede convertirse en crónica, lo que significa que el cuerpo siempre está en modo defensa.

Este estado de inflamación mantenido en el tiempo resulta agotador para el sistema inmunológico y puede provocar una variedad muy amplia de problemas de salud.

La inflamación crónica es un problema actual que subyace en muchas enfermedades crónicas, como migrañas, alergias, desequilibrios hormonales, síndrome del intestino irritable, insomnio, variaciones en el estado de ánimo y aumento de peso.

Estas son afecciones con las que muchas personas lidian a diario, muchas veces sin percatarse de que la inflamación es la verdadera responsable.

El equilibrio entre la activación y la regulación del sistema inmunológico es importantísima para mantener la salud.

Después de que los «soldados» del sistema inmunológico hayan cumplido su labor, es crucial que los «bomberos» intervengan para calmar la inflamación, lo que permite que el cuerpo se recupere y asegure que todo vuelve a la normalidad. Solo en un estado sereno y tranquilo el cuerpo tiene la oportunidad de regenerarse, sintetizar y generar nuevas células y tejidos.

Los alimentos antiinflamatorios

Los alimentos antiinflamatorios contienen compuestos que reducen la inflamación en el cuerpo, como su propio nombre indica.

Aquí hay algunos que deberías incluir en tu dieta para ayudarte a combatir la inflamación:

- **Frutas y verduras:** Las frutas y verduras son ricas en antioxidantes y compuestos antiinflamatorios.
- **Pescado graso:** El salmón, el atún y las sardinas son ricos en ácidos grasos omega-3, conocidos por sus efectos antiinflamatorios.
- **Frutos secos:** Las nueces y las almendras son ricas en grasas saludables y compuestos antiinflamatorios.
- **Especias y hierbas:** La cúrcuma, el jengibre y la canela contienen compuestos antiinflamatorios.

Es sorprendente que todo en el organismo está interconectado.

La microbiota, la inflamación y el estilo de vida son piezas clave de un mismo rompecabezas. Cada decisión que tomamos, desde la alimentación hasta cómo gestionamos el estrés, impacta en el equilibrio interno.

Aquí es donde el método 80-20% puede convertirse en tu gran aliado: te ayuda a encontrar esa armonía perfecta, manteniendo hábitos saludables, pero con cierta flexibilidad. En última instancia, se trata de mantener cuerpo y mente en equilibrio, ya que cuando todo se sincroniza, es inevitable que el resultado sea el bienestar.

En mi caso y, a pesar de tener días en los que la mente me juega una mala pasada y ese canal intestino-cerebro se tuerce, la mejor alimentación para encontrarme bien es la «real» y la «antiinflamatoria».

Como ya te he comentado, este tipo de alimentación no se basa en comer menos, sino en elegir mejor los alimentos que consumimos. Se trata de priorizar los alimentos ricos en nutrientes y llenos de color, como frutas, verduras, cereales integrales, proteínas magras y grasas saludables, y combinarlos entre sí para que las recetas sean saludables, pero también deliciosas.

Aún hay quien piensa que comer sano es comerte una pechuga de pollo a la plancha con un plato de lechuga y ¡no! Se trata de llenar el plato de verduras de colores acompañado de grasas buenas como el aguacate o el aceite de oliva virgen extra, incluyendo también una proteína rica, una porción de hidratos de calidad como la patata, el boniato, la quinoa o el arroz integral y un postre saciante como un yogur de leche de cabra con fruta y chocolate negro con 85 % de cacao.

Más adelante, encontrarás un apartado repleto de recetas ricas para que vayas cogiendo ideas sobre lo que es comer saludable y de manera antiinflamatoria.

Come colorines

El color de cada fruta y verdura te indica qué nutrientes esenciales y antioxidantes contiene. Sí, ¡es como si te estuvieran hablando! Combínalas para combatir la inflamación y mejorar la salud general.

Ningún alimento concentra todos los nutrientes, por eso insisto tanto en que hay que llevar una alimentación variada. Comer siempre lo mismo te aportará siempre los mismos macronutrientes y generará una carencia de los que no consumas, una falta que, a la larga, se acabará notando.

Cuando combinas varios colores en los platos, no solo haces que las comidas sean más atractivas y apetitosas, sino que también te aseguras de que el cuerpo recibe todos los nutrientes necesarios para funcionar mejor.

Guía de colores y nutrientes para combinar en los platos:

- **Alimentos verdes:** Las espinacas, el brócoli y la albahaca, por ejemplo, están cargados de vitaminas A, C y K, hierro, calcio y fibras.
- **Alimentos rojos:** Los tomates y las fresas, por ejemplo, están llenos de antioxidantes como el licopeno, que ayudan a reducir la inflamación.
- **Alimentos amarillos y naranjas:** Las zanahorias y los pimientos amarillos, por ejemplo, son una excelente fuente de vitamina C y betacaroteno.
- **Alimentos marrones:** Los cereales integrales, las nueces y las legumbres, por ejemplo, son una excelente fuente de proteínas vegetales, fibra, vitamina B, hierro y grasas insaturadas.
- **Alimentos azules y violetas:** Los arándanos, las uvas negras y la berenjena, por ejemplo, contienen antocianina, un pigmento que mejora la circulación sanguínea y protege el corazón.

• Alimentos blancos: El ajo, la cebolla y el pescado son fuentes ricas de ácido fólico, vitamina K y ácidos grasos omega-3, esenciales para la salud cardiovascular.

Incluso dentro de un mismo tipo de fruta o verdura, hay diferentes variedades que ofrecen beneficios únicos.

Como con las manzanas:

• Manzanas rojas: Altas en antioxidantes y quercetina, buenas para la salud del corazón.
• Manzanas verdes: Más bajas en azúcar, altas en fibra, ayudan en la digestión.
• Manzanas amarillas: Buenas fuentes de pectina, ayudan a regular el colesterol.

O con los pimientos:

• Pimientos rojos: Altos en vitamina A y C.
• Pimientos verdes: Más ricos en clorofila.
• Pimientos amarillos: Altos en vitamina C, ayudan en la producción de colágeno.

Cada color aporta algo único y beneficioso a la alimentación, así que combina el máximo posible en tus recetas.

Las vitaminas y los minerales

Las vitaminas son el combustible que tu cuerpo necesita para funcionar bien. No solo te ayudan a tener más energía, sino que también refuerzan el sistema inmune, cuidan la piel y hasta mejoran el estado de ánimo.

Comer equilibrado es la clave para sentirte bien por dentro y por fuera porque podemos encontrarlas en la alimentación, estas se dividen en:

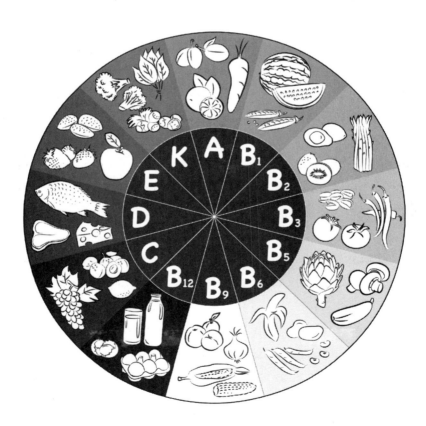

Vitaminas liposolubles: Son las que se almacenan en nuestras grasas.

- **Vitamina A:** Contribuye a proteger la vista y el sistema inmunológico.

    Fuentes: Zanahorias, boniatos, espinacas, col rizada, pimientos rojos, calabaza, mango, albaricoques...

- **Vitamina D:** Ayuda al buen mantenimiento de los huesos.

    Fuentes: Yema de huevo, pescados grasos, setas, carnes rojas y alimentos enriquecidos.

- **Vitamina E:** Actúa como antioxidante.

    Fuentes: Almendras, aguacates, espinacas, brócoli, aceites vegetales...

- **Vitamina K:** Necesaria para la coagulación de la sangre.

    Fuentes: Verduras de hoja verde, aceite vegetal...

Vitaminas hidrosolubles: No se almacenan en grandes cantidades en el cuerpo, de modo que necesitamos consumirlas con regularidad.

- **Vitamina C:** Es beneficiosa para la piel, los huesos y el sistema inmunológico. Actúa como antioxidante y ayuda a cicatrizar los tejidos.

    Fuentes: Cítricos, pimientos, brócoli, fresas, kiwi...

- **Complejo de vitaminas B:** Se trata de varias vitaminas que ayudan en diferentes funciones, como el metabolismo y la energía.

B1 (tiamina): Contribuye a convertir los alimentos en energía.

B2 (riboflavina): Ayuda a mantener en buen estado la piel y la visión.

B3 (niacina): Importante para la digestión, la piel y los nervios.

B5 (ácido pantoténico): Necesaria para la síntesis de coenzimas que intervienen en el metabolismo de las grasas y los carbohidratos.

B6 (piridoxina): Participa en la síntesis de neurotransmisores, que son esenciales para la función cerebral y el estado de ánimo.

B7 (biotina): Ayuda en la salud del cabello, la piel y las uñas, y también en el metabolismo de los carbohidratos, grasas y proteínas.

B9 (ácido fólico): Es crucial durante el embarazo para el desarrollo del feto, también ayuda en la producción de ADN y ARN.

B12 (cobalamina): Es vital para la formación de glóbulos rojos y el mantenimiento del sistema nervioso.

En total, hay **13 vitaminas esenciales: 4 liposolubles** (A, D, E y K) y **9 hidrosolubles** (C y las del complejo B).

¡Cada una desempeña un papel importante para mantener la salud!

Aunque de primeras pueda parecer complicado conseguir consumirlas todas a diario, si sigues una alimentación variada, podrás lograrlo.

LOS **MINERALES** SON ESENCIALES PARA EL CUERPO. SON RESPONSABLES DE PROCESOS VITALES COMO FORTALECER LOS HUESOS, REGULAR EL RITMO CARDIACO Y MANTENER EL EQUILIBRIO DE LÍQUIDOS.

Al igual que las vitaminas, los minerales deben provenir de la alimentación, lo interesante es que el cuerpo no los produce, por lo que dependemos completamente de la alimentación para obtenerlos. Incorporar alimentos ricos en minerales, como lácteos, carnes, legumbres, frutas y verduras, garantiza que el organismo pueda llevar a cabo estas funciones esenciales y nos mantiene sanos a largo plazo.

Hay dos tipos de minerales:

Macrominerales: necesitamos más cantidad:

• **Calcio:** Para huesos y dientes.

Fuentes: Lácteos, almendras, espinacas, sardinas con espinas...

• **Fósforo:** Ayuda a la formación de los huesos y a tener más energía.

Fuentes: Carnes rojas, lácteos, pescado, aves, avena, semillas...

• **Magnesio:** Para el buen funcionamiento de músculos y nervios.

Fuentes: Frutos secos, verduras de hoja verde, aguacates, plátano...

- **Sodio:** Mantiene el equilibrio de líquidos en el organismo.

Fuentes: Sal de mesa, apio, remolacha...

- **Potasio:** Importante para células y músculos.

Fuentes: Plátanos, espinacas, patatas, albaricoques...

- **Cloro:** Ayuda en el equilibrio de líquidos y el jugo gástrico.

Fuentes: Tomates, aceitunas, sal de mesa...

- **Azufre:** Forma parte de algunas proteínas que ayudan a formar el pelo y las uñas.

Fuentes: Cebolla, ajo, coles, brócoli, coles de Bruselas, huevos...

Oligoelementos: necesitamos menos cantidad:

- **Hierro:** Esencial para los glóbulos rojos.

Fuentes: Carnes rojas, espinacas, lentejas, tofu, semillas de calabaza...

- **Zinc:** Ayuda al sistema inmunológico.

Fuentes: Ostras, semillas de calabaza, garbanzos, nueces...

- **Cobre:** Formación de glóbulos rojos.

Fuentes: Mariscos, nueces, semillas, hígado, champiñones...

- **Manganeso:** Ayuda en el metabolismo y los huesos.

Fuentes: Frutos secos, piña, espinacas, batatas, avena...

- **Yodo:** Necesario para la tiroides.

Fuentes: Sal yodada, algas marinas, productos lácteos, pescado, huevos...

- **Selenio:** Antioxidante.

Fuentes: Nueces de Brasil, pescados, mariscos, huevos, champiñones.

- **Flúor:** Para los dientes.

Fuentes: Agua fluorada, té, pescado...

- **Cromo:** Regula el azúcar en sangre.

Fuentes: Brócoli, cebada, avena, tomates, carne...

- **Molibdeno:** Ayuda en el metabolismo.

Fuentes: Legumbres, cereales integrales, nueces, hígado...

¡Todos son necesarios para mantenernos saludables! Así que prioriza una alimentación **A TODO COLOR**.

El plato ideal

Hidratos, proteínas, grasas, frutas, verduras... Es normal que te sientas abrumado al pensar en la cantidad de alimentos que tienes que incluir en los platos para cubrir todas las necesidades nutricionales sin morir en el intento.

Si se te hace cuesta arriba pensarlo, te cuento un secreto que te lo pondrá muy muy fácil.

Se trata del plato Harvard, que consiste en dividir tu plato en tres partes: 50 % de vegetales y frutas, 25 % de proteínas saludables y 25 % de hidratos de carbono integrales. Sin contar calorías ni complicarte la vida, este plato te guía para que en cada comida le des lo que necesita.

Se trata de una propuesta avalada por la Escuela de Salud Pública de Harvard. Yo lo aplico desde hace tiempo porque es muy sencillo de hacer y, además, te aseguras de tomar todos los nutrientes necesarios en cada ingesta.

Lo mejor de todo es que no se trata de un menú cerrado, sino de una forma flexible de organizar los alimentos para adaptarlos a tus gustos, horarios y necesidades. No importa si comes en casa, en el trabajo o fuera.

Siguiendo la proporción, puedes crear comidas completas y equilibradas sin pasarte horas planificando ni contando calorías. Es maravilloso, ¿verdad?

Así se elabora el plato ideal:

• **Mitad del plato: vegetales y frutas (50%).** Esta es la porción más importante y debe incluir una amplia variedad de colores y texturas. Piensa en zanahorias, espinacas, tomates y frutas y verduras de temporada.

• **Un cuarto del plato: hidratos de carbono (25%).** Aquí van los cereales integrales, como la quinoa, el arroz integral o la pasta de trigo sarraceno. También puedes incluir tubérculos como la patata o el boniato. La clave está en evitar los refinados y optar siempre por versiones integrales, pues son más completas y están menos procesadas.

• **Otro cuarto del plato: proteínas (25%).** Proteínas de calidad, procedentes de animales o vegetales: pollo, pescado, huevos, legumbres, tofu…

Para redondear todavía más el plato, no te olvides de incluir:

• **Hidratación:** Céntrate sobre todo en beber agua, aunque también puedes recurrir al café o al té mientras no les añadas azúcar. Evita siempre que puedas las bebidas azucaradas.

• **Lácteos:** Consúmelos con moderación, de una a dos porciones diarias (y si son de cabra u oveja, mucho mejor)

• **Grasas saludables:** Recurre al aceite de oliva virgen extra, al aguacate y los frutos secos como fuentes de grasas buenas y evita las grasas trans y las margarinas.

• **Alimentos de calidad:** Opta por los que sean frescos, de temporada y lo menos procesados posible.

Adáptalo a tu ritmo

Aunque la idea original propone hacer un reparto perfecto de vegetales, proteínas y carbohidratos en cada comida, no es necesario seguirlo al pie de la letra en cada plato que prepares.

Aquí viene mi pequeño giro, igual de efectivo: aplica el concepto del plato Harvard a lo largo del día, según te venga bien.

¿Prefieres un desayuno más ligero y sencillo? ¡Perfecto! Puedes empezar el día con un yogur con fruta y semillas, y compensar más tarde con una comida rica en proteínas y vegetales. O tal vez te apetezca una cena más cargada de verduras y un poco de proteína y prefieres dejar los carbohidratos para el almuerzo. La clave está en conseguir mantener el equilibrio general a lo largo del día.

No se trata de rigidez, sino de entender que la nutrición es algo dinámico. Así te aseguras de que cada bocado cuenta, no hace falta sentir que es un esquema estricto que te encorseta. ¡Hazlo a tu manera y disfruta del proceso!

En el siguiente capítulo, te daré un montón de recetas que puedes usar para poner en práctica este método.

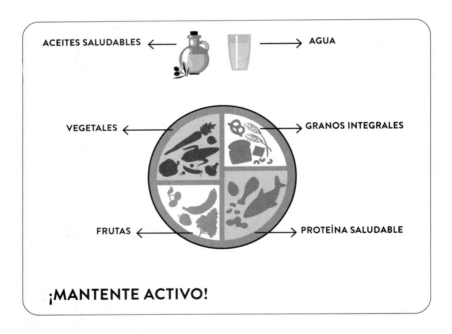

SEGUNDA PARTE

DEL MERCADO A LA MESA: GUÍA PARA UNA COCINA SALUDABLE

Capítulo 4
La compra perfecta

Ahora que ya te he explicado lo que significa para mí comer de forma saludable y cómo me ha cambiado la vida después de estos años analizando y conociendo mi cuerpo, te voy a contar cómo organizo mi compra semanal, qué alimentos son imprescindibles en casa e, igual de importante, cuáles son los que hay que evitar.

«SI NO LO COMPRAS, NO LO COMES».

Repito mucho esta frase en mis redes sociales. Con ella quiero destacar la importancia que tiene hacer una buena lista de la compra. Si llenas la despensa con productos ultraprocesados y poco nutritivos, será inevitable que caigas en opciones menos saludables cuando te enfrentes a antojos o momentos de ansiedad. Lógico, ¿no?

Imagina: llegas a casa después de un largo día de trabajo, el cansancio y el hambre pueden contigo. Abres la despensa y te encuentras con varias cajas de galletas, bolsas de patatas fritas o cualquier aperitivo procesado. En ese momento, el cuerpo te está pidiendo nutrientes y energía, así que, en lugar de recurrir a opciones saludables, cedes a la tentación y comes lo que tienes más a mano. No te sientas mal por ello, a todo el mundo le pasa, pero es importante que tomes conciencia de estos mecanismos para que este tipo de acciones no se conviertan en la norma.

Si siempre consumes alimentos poco saludables como respuesta a antojos, puedes acabar desencadenando un patrón de alimentación compulsiva y poco sana. Lo bueno es que tú puedes ponerle remedio de forma sencilla.

Solo tienes que llenar la despensa con alimentos frescos, naturales y nutritivos, cosas que apoyen tu objetivo de comer de forma más saludable. Así, cuando llegues a casa después de un duro día de trabajo, podrás saciarte con opciones maravillosas para tu bienestar.

Suena bien, ¿verdad? Pues sigue leyendo, voy a contarte paso a paso cómo puedes hacerlo.

Planifica la compra

Para hacer una buena lista de la compra, es necesario pensar bien primero qué necesitas en realidad. ¿Cuántas veces has ido al supermercado con la idea de «solo voy comprar lo necesario» y vuelves a casa con una bolsa llena de cosas que no planeabas comprar? ¡No te pasa solo a ti! Es muy fácil caer en las tentaciones del supermercado, pero con un poco de planificación, puedes hacer una compra más saludable y eficiente.

Para planificar bien la compra, sigue estos consejos:

• **No vayas al supermercado con hambre:** Este es el primer mandamiento a la hora de hacer la compra. Es un consejo clásico, seguro que lo habrás oído mil veces, pero es muy efectivo.

• **Planifica las comidas:** No vayas a lo loco al supermercado a comprar un poco de aquí y otro poco de allá. Tómate un tiempo para planificar las comidas de la semana. Esto no solo te ayudará a hacer una lista más precisa, sino que también te permitirá asegurarte de que estás comiendo de manera equilibrada. Ah, también te resultará útil para no desperdiciar alimentos por no saber qué hacer con ellos o por comprar más de los que necesitabas en realidad.

• **Haz una lista:** Una vez tengas planificado el menú de la semana, dedica unos minutos a hacer una lista. Revisa qué tienes en casa y qué necesitas comprar. Divídela en categorías como frutas, verduras, proteínas, cereales, lácteos… Esto hará que la compra sea más organizada y que vayas directamente a coger lo que necesitas sin pasar por los pasillos más tentadores.

• **Compra alimentos de temporada:** Suelen ser más frescos y económicos. Y prioriza, en la medida de lo posible, los ecológicos.

Esenciales en la lista de la compra

1. Frutas, verduras y hortalizas frescas: Son la base de una alimentación saludable. Elígelas en varios colores para asegurarte de obtener una amplia gama de nutrientes.

2. Proteínas de calidad: Carne, pescado, huevos y legumbres. Estas fuentes de proteínas son esenciales para que los tejidos crezcan y se reparen, así como para mantenernos saciados durante más tiempo. ¡IMPORTANTE! Procura que todas tus comidas tengan una buena dosis de proteína animal o vegetal.

3. Cereales integrales: Opta por opciones como arroz, quinoa, avena, trigo sarraceno, pasta… siempre con el apellido integral. Estos alimentos son ricos en fibra y nutrientes, lo que los convierte en una excelente opción para llenarnos y satisfacernos.

4. Grasas saludables: Agrega a la lista de la compra alimentos ricos en grasas saludables como aguacates, aceite de oliva virgen extra, frutos secos y semillas. Estas grasas son esenciales para la salud del corazón, la piel y el cerebro, incluso pueden ayudarnos a mantener la saciedad entre comidas.

5. Productos lácteos: Escoge yogures, leche y queso enteros para que te sacien y te nutran, pero prioriza los de oveja y cabra. ¿Por qué? Pues porque la leche de vaca contiene una proteína llamada caseína A1, que puede causar problemas digestivos en algunas personas. La leche de cabra y oveja contiene mayormente caseína A2, que es menos inflamatoria y más fácil de digerir.

Además, las prácticas de crianza de ovejas y cabras suelen ser menos intensivas, lo que se traduce en productos lácteos más naturales y con menos hormonas y antibióticos.

Teniendo en cuenta estos puntos al hacer la lista de la compra, te asegurarás de llenar la despensa con alimentos saludables y nutritivos. Así te resultará mucho más fácil seguir el método 80-20 %.

Mi consejo

Mi truco mientras preparo la comida con «hambre voraz»: tener a mano tomates cherry, pepino cortado a rodajas, palitos de zanahoria, un vaso de gazpacho, un caldo de verduras con limón, un puñado de fresas... Las opciones son infinitas y te harán llegar con menos ansiedad a comerte el plato que te estás preparando.

INTRODUCIR PEQUEÑOS CAMBIOS EN LOS HÁBITOS DE COMPRA PUEDEN MARCAR UNA GRAN DIFERENCIA.

Alimentos que curan

En la despensa tampoco pueden faltar estos poderosos alimentos. Añádelos a la lista de la compra y benefíciate de sus infinitas propiedades antiinflamatorias. De paso te cuento cómo los uso, aunque en el capítulo siguiente podrás ponerlo en práctica con las recetas.

Jengibre

Para mí es el rey. Es antiinflamatorio, antioxidante, digestivo y refuerza el sistema inmunitario.

Lo compro fresco en raíz, pues aguanta bastante en el frigorífico, aunque prefiero cortarlo en rodajas y conservarlo en el congelador.

Si es ecológico, lo lavo bien y le dejo la piel; si no, lo lavo y lo pelo.

¿Cómo lo consumo? Cada mañana en infusión, lo pongo a hervir 15 minutos en una olla con agua con rodajas de limón y lo voy tomando durante todo el día. Lo que me sobra lo guardo en una jarra hermética de cristal en la nevera. En invierno, lo voy calentando y en verano, lo tomo frío.

Cúrcuma

La cúrcuma es una especia dorada famosa por su compuesto activo, la curcumina, que tiene poderosas propiedades antiinflamatorias y antioxidantes.

Algunos estudios han demostrado que la curcumina puede inhibir varias moléculas que ayudan a la desinflamación.

Para absorberlo mejor, se recomienda consumirla junto con pimienta negra, que contiene piperina.

¿Cómo la consumo? La compro en polvo, la mezclo en un bote de cristal con pimienta y la añado a las cremas de verduras, a la carne o al pescado a la plancha, a las ensaladas o los *smoothies*, como verás más adelante en las recetas.

Frutos rojos

Los frutos rojos como los arándanos, las fresas o las frambuesas, están llenos de antioxidantes y fitoquímicos que tienen efectos antiinflamatorios. Contienen antocianinas, que ayudan a reducir la inflamación y son cicatrizantes.

¿Cómo los consumo? Intento incluirlo todos los días en mi alimentación mezclados con un yogur natural y bien lavados.

Tenlo en mente

Es muy importante que desinfectes la fruta y la verdura para garantizar la seguridad alimentaria y proteger la salud. Yo la suelo dejar en remojo unos cinco minutos con vinagre blanco o con bicarbonato y después enjuago bien.

Canela

Es mi endulzante natural favorito y está repleto de beneficios. Tiene propiedades antioxidantes, antiinflamatorias y, además, ayuda a regular el pico de glucosa.

Es importante que consumas siempre la de Ceylán (revisa la etiqueta) procedente de Sri Lanka. Como contiene menos cumarina, se considera superior a la canela Cassia en términos de seguridad y calidad.

La diferencia entre la de Ceylán y la Cassia es la cantidad de cumarina que contienen y que en grandes cantidades puede ser perjudicial.

De hecho, la Unión Europea ha establecido niveles máximos de utilización de cumarina en alimentos y bebidas debido a preocupaciones sobre su toxicidad en dosis altas.*

¿Cómo la consumo? La añado a todas las recetas dulces, al yogur natural, al kéfir y al café.

Aceite de oliva virgen extra

El aceite de oliva es un componente fundamental de la dieta mediterránea y es famoso por sus propiedades antiinflamatorias, gracias al oleocantal, un compuesto que tiene un efecto similar al ibuprofeno.

¿Cómo lo consumo? Para cocinar y para aliñar, es oro líquido. (Aunque otra opción que me encanta tanto para cocinar como para tomar en crudo es el aceite de coco virgen).

Cacao puro

El cacao es rico en flavonoides, que tienen potentes propiedades antiinflamatorias y antioxidantes, además de que nos mejora el estado de ánimo.

Es importante que, cuando compres una tableta de chocolate, siempre tenga un porcentaje superior de cacao del 85 %. Cuanto

---

* Reglamento (CE) No 1334/2008 del Parlamento Europeo y del Consejo de 16 de diciembre de 2008 sobre aditivos alimentarios: Este reglamento establece normas específicas sobre el uso de aditivos alimentarios, incluidos los límites máximos de cumarina en la canela y los productos que la contienen.

mayor sea el porcentaje de cacao, menor será el contenido de azúcar y otros ingredientes no saludables.

¿Cómo lo consumo? Una oncita de chocolate al día después de comer con el café, es mi postre favorito. También puedes añadirlo a las recetas dulces o trocearlo en el yogur natural.

Vinagre de manzana sin filtrar

Lo descubrí hace un año y es uno de mis básicos imprescindibles en la despensa. Ayuda a regular la glucosa, aumenta la absorción de hierro, mejora la digestión, aporta bacterias buenas a la microbiota debido a la fermentación (por eso es importante que sea sin filtrar) y, además, tiene un efecto antioxidante y antimicrobiano.

¿Cómo lo consumo? En ensaladas, gazpachos y a veces diluyo un chorrito en un vaso de agua para tomarlo antes de una comida muy alta en carbohidratos.

Aguacate

El aguacate es rico en grasas saludables, fibra, vitaminas y minerales. Sus nutrientes promueven la salud cardiovascular, ayudan a la digestión y saciedad, y benefician la salud del cerebro.

¿Cómo lo consumo? En las tostadas del desayuno junto a unos huevos revueltos (que también estarían en mi top de alimentos favoritos), en las ensaladas y en postres dulces.

Frutos secos y semillas

Aquí he tenido que generalizar porque no podría quedarme con un solo ingrediente. Pero, si tuviera que priorizar en frutos secos, serían las nueces y, si tuviera que priorizar en semillas, me quedaría con la chía.

Las nueces son ricas en grasas saludables, proteínas, fibra y antioxidantes. Mejoran la salud del corazón y la función cerebral, protegen contra enfermedades crónicas y reducen el colesterol.

¿Cómo las consumo? Como *snack*, tomo un puñado al día.

La chía es una excelente fuente de fibra, proteínas, grasas saludables y antioxidantes.

¿Cómo la consumo? La dejo a remojo la noche anterior y la utilizo para preparar recetas como pan, pudding o *crackers*.

Trigo sarraceno

El trigo sarraceno, a pesar del nombre, no es un tipo de trigo y no contiene gluten. Es un pseudocereal que ha ganado popularidad debido a sus beneficios nutricionales y sus propiedades antiinflamatorias

El trigo sarraceno es rico en antioxidantes, fibra y proteínas de alta calidad. También contiene compuestos bioactivos como la rutina y la quercetina, que tienen efectos antiinflamatorios.

¿Cómo lo consumo? En el pan del desayuno, en los cereales, cocido en ensaladas, en bizcochos… Es un superalimento muy versátil y nutritivo.

Más especias y menos sal

Aparte de los alimentos mencionados, te invito a que incluyas las especias en tu lista de indispensables en la cocina, si no lo haces ya.

Te aseguro que uno de los cambios más simples pero poderosos que he incorporado en mi cocina ha sido reducir la sal y aumentar las especias. La sal en exceso puede tener un impacto negativo en nuestra salud, por eso, en su lugar, priorizo las especias. No solo agregan sabor y variedad a los platos, sino que también son muy beneficiosas para la salud

¿Por qué conformarse con una pizca de sal cuando puedes descubrir un mundo entero de sabores?

Empieza a añadirlas a tu dieta y benefíciate de sus propiedades, que no son pocas:

- **Cúrcuma:** Añade color, es un potente antiinflamatorio y antioxidante.
- **Jengibre:** Alivia náuseas, reduce la inflamación y mejora la digestión.
- **Pimienta negra:** Mejora la absorción de nutrientes, antioxidante y digestiva.
- **Orégano:** Antioxidante, antimicrobiano y antiinflamatorio.
- **Albahaca:** Antiinflamatoria, antioxidante y digestiva.
- **Ajo en polvo:** Antibacteriano y antiinflamatorio.
- **Comino:** Mejora la digestión.
- **Cayena:** Acelera el metabolismo, es antiinflamatorio y antioxidante.

- **Tomillo:** Antioxidante, antiinflamatorio y mejora la salud respiratoria.
- **Romero:** Antiinflamatorio, mejora la digestión y fortalece la memoria.
- **Cilantro:** Desintoxicante, antiinflamatorio, y mejora la digestión.
- **Pimentón (dulce o picante):** Antioxidante, antiinflamatorio, y mejora la circulación.
- **Perejil:** Rico en vitaminas, antioxidante, y mejora la salud ósea y digestiva.

Mi consejo

Cuando cocines, prueba a agregar las especias al inicio del proceso de cocción. Esto intensifica el aroma y sabor, lo que te permite reducir aún más la cantidad de sal necesaria.

Cómo leer las etiquetas

Leer las etiquetas de los productos es una habilidad clave para tomar decisiones informadas sobre la alimentación. Si sabes leerlas, sabrás qué comes en realidad.

Aquí tienes algunos consejos para leer las etiquetas de los productos y asegurarte de que lo que compras es saludable de verdad:

1. **Revisa la lista de ingredientes:** Los ingredientes van ordenados de mayor a menor, lo que significa que los primeros ingredientes son los que están presentes en mayor cantidad. Opta por productos cuyas primeras posiciones estén ocupadas por ingredientes naturales y nutritivos, como frutas, verduras, cereales integrales y proteínas magras. Evita los productos que contienen una larga lista de ingredientes poco conocidos o aditivos artificiales. Cuidado con los aceites, los nombres ocultos del azúcar y los edulcorantes.

Toma nota

Observa estas dos etiquetas. ¿Ves la diferencia?

PRODUCTO DE BOLLERÍA. Ingredientes: Harina de **TRIGO**, agua, grasa vegetal de palma, trehalosa*, azúcar, levadura, jarabe de glucosa y fructosa, **HUEVO** líquido pasteurizado, emulgentes (E 471, lecitina de girasol, E 481, E 472e), sal, dextrosa, gluten de **TRIGO**, harina de **SOJA**, estabilizantes (E 412, E 406, E 407, E 341i), **LECHE** desnatada en polvo, almidón, aromas, conservador (E 202), corrector de acidez (E 330) y agente de tratamiento de la harina (E 300).
*La trehalosa es una fuente de glucosa. Puede contener **AVELLANA**.

Gazpacho elaborado con un 2,6 % de aceite de oliva virgen extra. Plato preparado refrigerado.
Ingredientes: 95 % hortalizas frescas (tomate, pimiento, pepino, cebolla, ajo), 2,6 % aceite de oliva virgen extra, vinagre de Jerez, sal, zumo de limón.
Origen hortalizas frescas, aceite de oliva virgen extra, vinagre de Jerez: España.

2. **Controla el tamaño de las raciones:** Fíjate en el tamaño de las raciones que se indican en la etiqueta y compáralo con la cantidad que de verdad consumes. Muchas veces, los paquetes

de alimentos contienen más de una ración, lo que puede llevarnos a consumir más calorías, grasas y azúcares de lo que creemos.

3. Analiza la tabla nutricional: Examina los valores nutricionales que se encuentran en la etiqueta, como las calorías, grasas (saturadas y trans), sal, carbohidratos, fibra, azúcares y proteínas. Evita productos que contengan altas cantidades de azúcares añadidos y grasas trans.

INFORMACIÓN NUTRICIONAL		
Valores medios	Por 100g	Por 20g*
VALOR ENERGÉTICO	2383 kJ	477 kJ
	576 kcal	115 kcal
GRASAS	46g	9,2g
- de las cuales saturadas	28g	5,6g
HIDRATOS DE CARBONO	22g	4,4g
- de los cuales azúcares	15g	3,0g
FIBRA ALIMENTARIA	15g	3,0g
PROTEÍNAS	12g	2,4g
SAL	0,02g	0,0g
*Este envase contiene 5 porciones de 20g (2 onzas) cada una		

4. No te dejes engañar por el marketing: Algunos productos pueden llevar sellos de certificación, como «orgánico», «bio», «sin gluten», «bajo en grasa» o «bajo en sodio». Estos sellos pueden ayudarte a identificar opciones más saludables dentro de una categoría de productos determinada. Sin embargo, es importante recordar que esto no garantiza que un producto sea saludable en su totalidad, así que sigue revisando la etiqueta completa.

5. Si no lo compras, no lo comes: Como te decía al inicio de este capítulo, el truco más eficaz para comer de forma saludable está en no añadir al carro alimentos insanos.

Evita comprar productos ultraprocesados que contengan entre sus ingredientes azúcares o edulcorantes, harinas refinadas, aceites refinados, aditivos y sal en exceso.

Este tipo de alimentos, por llamarlos de alguna manera, te inflaman y no te aportan nada a nivel nutricional, pero sí hacen que tengas hambre a todas horas y más ansiedad por la comida, lo que desregula la sensación de apetito.

Desenmascarando el azúcar

¿Por qué nos encanta tanto el azúcar? La respuesta está en nuestro cerebro. Cuando comemos azúcar, nuestro cerebro libera dopamina, una hormona que nos hace sentir bien. Este proceso es similar al que ocurre con el consumo de algunas drogas, lo que explica por qué podemos volvernos tan adictos a los dulces.

Hoy en día, el consumo de azúcar está más normalizado que nunca. Se ha infiltrado en muchos productos de nuestra alimentación diaria, a menudo sin que nos demos cuenta. No solo está en el azúcar que podamos añadir al café o al bizcocho casero, sino también en los alimentos procesados que compramos, desde los cereales del desayuno hasta las salsas para la pasta o un bote de verduras en conserva.

De hecho, el otro día fui al supermercado a comprar un bote de espárragos y menuda sorpresa me llevé al leer los ingredientes. El tercero era azúcar, por eso es muy importante que dediquemos tiempo a leer las etiquetas. No te preocupes, una vez que tengas tus productos buenos identificados, será más rápido y fácil.

ESPÁRRAGOS BLANCOS EXTRA. CALIBRE MUY GRUESO.	
INGREDIENTES	
Espárragos, agua, sal, azúcar y acidulante: ácido cítrico.	
INFORMACIÓN NUTRICIONAL	
VALORES MEDIOS	**por 100 g**
VALOR ENERGÉTICO	55 kJ /13 kcal
GRASAS	0,5 g
- de las cuales saturadas	0 g
HIDRATOS DE CARBONO	1,1 g
- de los cuales azúcares:	0,9 g
FIBRA ALIMENTARIA	1,3 g
PROTEÍNAS	1,5 g
SAL	1,0 g
Lote/Consumir preferentemente antes del. ver envase.	

El consumo excesivo de azúcar tiene muchas consecuencias negativas para la salud:

• A corto plazo, puede provocar picos de energía seguidos de bajones que nos agotan y nos provocan mal humor.

• A largo plazo, el azúcar contribuye al aumento de peso, resistencia a la insulina y enfermedades crónicas como la diabetes tipo 2 y las enfermedades cardiacas. Puede tener un impacto negativo en la piel y en la salud dental, y causar acné y caries, entre otras tantas consecuencias que tampoco quiero volverme loca enumerando.

Sé que todo esto puede sonar un poco alarmante, pero no te preocupes. No estoy aquí para arruinarte el día ni para decirte que renuncies para siempre a tus dulces favoritos, para eso está el método 80-20 %. Mi objetivo es que descubramos el impacto del azúcar en la salud y que podamos tomar decisiones más informadas y conscientes.

Porque es impactante ver cuánto azúcar consumimos sin darnos cuenta. En promedio, un adulto consume más del doble de la cantidad de azúcar recomendada. ¿Sabías que una lata de refresco puede contener hasta diez cucharaditas de azúcar? ¡Es una locura!

La Organización Mundial de la Salud (OMS) recomienda que adultos y niños reduzcan su consumo de azúcar a menos un 10% de su ingesta calórica total diaria.

Para un adulto: 6 cucharaditas (25 gramos) de azúcar al día

Para los niños: 4 cucharaditas (15 gramos) de azúcar al día.

Pero la realidad es que muchas personas consumen más del doble de esta cantidad, ¡y a veces sin darse cuenta! Por eso es importante leer las etiquetas y aprender a identificar el azúcar añadido en los productos que compramos.

Identificar el azúcar en las etiquetas de los productos puede ser todo un desafío, ya que muchas veces se oculta en nombres diferentes que pueden dar lugar a confusiones.

Identificar el azúcar oculto

Para que no te la cuelen con los alimentos que compras y consumas azúcar sin darte cuenta, te dejo algunas recomendaciones.

1. Leer la lista de ingredientes: Los ingredientes están listados en orden descendente según la cantidad utilizada, por lo que si el azúcar (o uno de sus sinónimos) está entre los primeros ingredientes, el producto contiene una cantidad significativa.

2. Verifica la información nutricional: En la etiqueta de información nutricional, busca la sección de «carbohidratos totales» y luego el desglose que indica «azúcares». Esto incluye tanto azúcares naturales como añadidos.

3. Prestar atención a las palabras clave: Palabras como «jarabe», «miel» y términos que terminan en «-osa» suelen indicar la presencia de azúcar.

¿Cómo se esconde el azúcar en las etiquetas? Aquí tienes una lista con los nombres más comunes que se utilizan:

- **Azúcar moreno:** Similar al azúcar blanco, pero con melaza añadida.
- **Jarabe de maíz:** Utilizado comúnmente en productos procesados.
- **Melaza:** Subproducto del proceso de fabricación del azúcar.
- **Jugo de caña evaporado:** Un nombre más elegante para el azúcar de caña.
- **Sacarosa:** Nombre químico del azúcar de mesa.
- **Fructosa:** Azúcar de las frutas.
- **Glucosa:** Azúcar simple derivada de los carbohidratos.
- **Lactosa:** Azúcar presente en la leche.
- **Maltosa:** Azúcar de malta, presente en cereales y productos derivados de la malta.
- **Dextrosa:** Otro nombre para la glucosa.
- **Jarabe de agave:** Derivado del agave.
- **Panela:** Azúcar sin refinar obtenido de la caña de azúcar.

• **Caramelo:** Azúcar calentado hasta que se derrite y se vuelve marrón.

• **Azúcar invertido:** Mezcla de glucosa y fructosa.

¿Los edulcorantes son la mejor opción?

No, para nada. Aunque los edulcorantes pueden parecer una alternativa atractiva al azúcar debido a su baja o nula cantidad de calorías, tienen numerosos efectos negativos:

1. Alteración de la microbiota intestinal: Los edulcorantes artificiales pueden alterar la composición de las bacterias en nuestro intestino y, como ahora ya sabes que mantener una microbiota intestinal saludable es crucial para la digestión, el sistema inmunológico y la regulación de peso.

2. Aumento del apetito: Pueden engañar al cerebro haciéndole creer que se ha consumido azúcar, lo que puede distorsionar las señales de saciedad. Esto puede llevar a un aumento del apetito y al consumo de más calorías en general.

3. Efectos metabólicos: Algunos estudios sugieren que los edulcorantes pueden influir de manera negativa en la regulación de la glucosa, lo que aumenta el riesgo de desarrollar diabetes tipo 2.

¿Cómo identificarlos?

Estos son los edulcorantes **más comunes**. Se dividen en tres tipos:

Edulcorantes naturales
- **Estevia:** Extraído de la planta *Stevia rebaudiana*.
- **Miel:** Aunque se trata de un producto natural de las abejas, sigue siendo azúcar.
- **Jarabe de arce:** Hecho a partir de la savia del arce.
- **Néctar de agave:** Derivado de la planta de agave.
- **Fruta del monje (*Siraitia grosvenorii*):** Derivado de la fruta del monje.

Edulcorantes artificiales
- **Aspartamo:** Se utiliza en muchos refrescos y productos dietéticos.
- **Sucralosa:** Muy común en productos bajos en calorías.
- **Sacarina:** Uno de los edulcorantes artificiales más antiguos.
- **Acesulfame K:** Suele usarse en combinación con otros edulcorantes.

Alcoholes de azúcar (acaban en -ol)
- **Sorbitol:** Utilizado en productos sin azúcar como chicles.
- **Xilitol:** Encontrado en productos de higiene dental y alimentos bajos en azúcar.
- **Eritritol:** Popular en productos bajos en calorías y dietéticos.
- **Maltitol:** Común en productos sin azúcar.

En el caso de tener una «adicción» al azúcar y tener que recurrir a un edulcorante para empezar a «desintoxicarte» poco a poco, mi recomendación es el eritritol porque no causa tantos problemas digestivos y la estevia porque es el más natural.

Endulzar sin azúcar ni edulcorantes

Sé que no siempre resulta fácil, pero reducir el consumo de azúcar y edulcorantes es vital para lograr llevar una alimentación más saludable. Tienes a tu disposición más opciones de las que crees, así que ¡inténtalo!

Endulza los platos con opciones naturales como las frutas maduras, las frutas deshidratadas, la canela de Ceylán, el coco rallado, la algarroba o las cremas de frutos secos.

Aunque te parezca imposible ahora mismo, te aseguro que se puede. De hecho, cuando te acostumbras a comer sin azúcar, cuando te «desenganchas» de sus efectos, tu cuerpo deja de pedírtelo.

Para mí, ha llegado un momento en el que hasta el chocolate 85 % me resulta dulce, aunque me ha llevado mi tiempo acostumbrar al paladar.

Recuerda que querer es poder.

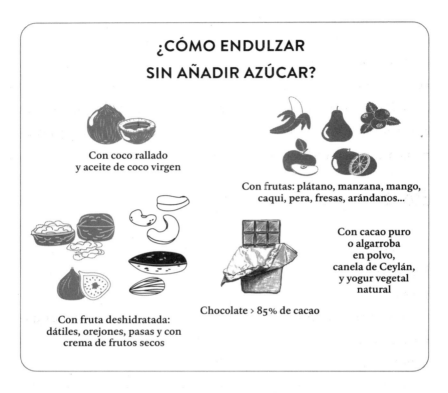

¿Necesitas ideas? Aquí te dejo algunas recetas dulces sanas y riquísimas. Pruébalas y te convencerás.

Desayunos y *snacks*

- **Avena con frutas maduras y canela de Ceylán:** Cocina la avena con leche o bebida vegetal y agrega plátano maduro triturado y una pizca de canela de Ceylán.
- **Smoothie de frutas:** Mezcla en una licuadora mango maduro, plátano y un poco de leche de coco. Puedes añadir dátiles deshidratados para darle un extra de dulzor.

- **Yogur natural con frutas deshidratadas y coco rallado:** Mezcla yogur natural con fresas, orejones picados y un poco de coco rallado.
- **Barritas energéticas caseras:** Tritura dátiles deshuesados con nueces y almendras, añade un poco de coco rallado y presiona la mezcla en un molde para luego cortar en barritas.

Postres y dulces

- **Helado de plátano y cacao:** Congela plátanos maduros y luego licúalos con un poco de leche vegetal y una cucharada de polvo de algarroba.
- **Bolas de energía:** Mezcla en un procesador de alimentos dátiles deshuesados, almendras, un poco de cacao en polvo y coco rallado. Forma bolitas y al frigorífico.
- **Compota de manzana con canela:** Cocina manzanas maduras con un poco de agua y canela de Ceylán hasta que se ablanden. Tritura hasta obtener una compota suave.
- **Magdalenas de plátano y nueces:** Usa plátanos muy maduros para endulzar la masa. Puedes añadir nueces picadas y una pizca de canela de Ceylán.

Salsas y aderezos

- **Salsa de frutas para postres:** Cocina una mezcla de frutas maduras como melocotones y fresas, tritúralas para hacer una salsa que puedes usar sobre yogur o helados.

- **Aderezo de frutos secos:** Mezcla crema de almendras con un poco de leche vegetal y canela de Ceylán para crear un aderezo dulce que puedes usar en ensaladas de frutas.

Mi consejo

Si quieres más ideas, en mi perfil de Instagram puedes encontrar una amplísima variedad de recetas ricas endulzadas de manera natural.

Capítulo 5
Mis recetas imprescindibles

Entre el trabajo, los compromisos diarios o la simple pereza, a menudo parece imposible comer algo sano. Pero, no te preocupes, he seleccionado para ti mis mejores recetas: son rápidas, fáciles y deliciosas. Están pensadas para esos días en los que lo único que quieres es algo sencillo y nutritivo, sin enredos ni ingredientes difíciles de encontrar. A continuación, te propongo platos que podrás preparar en pocos minutos, con cosas que casi seguro ya tienes en casa y lo mejor de todo: ¡con un sabor increíble!

Así que, si aún sigues pensando que comer sano es costoso y complicado, te invito a probar estas recetas que están diseñadas para ajustarse a la vida real. Son rápidas, sin estrés y, por supuesto, muy sabrosas. ¡Vamos a ello!

Comidas y cenas saludables

Salmón a la naranja

Superchute antiinflamatorio con esta receta con dosis de omega-3 y con el toque de la cúrcuma y la pimienta

2 filetes de salmón
½ cebolla
1 naranja
Pimienta
Cúrcuma
Aceite de oliva virgen extra

Corta la cebolla en tacos y saltea con un chorrito de aceite en sartén o wok.
Cuando esté cocinada, añade los filetes de salmón, unos trocitos de piel de la naranja, el zumo de la naranja exprimida y tus especias favoritas. Lo mejor que queda para mi gusto es cúrcuma y pimienta.
Mezcla todo bien y deja cocinar unos 10 minutos hasta que esté hecho el salmón.
Acompaña con arroz, quinoa, patata o tus verduras cocidas favoritas.

MIS RECETAS IMPRESCINDIBLES

Ensalada fría de patata prebiótica

Una ensalada facilísima y rápida de hacer que te salvará de más de un apuro.

> *Patata cocida a trozos (puedes tenerla ya preparada en el frigorífico)*
> *1 lata de pimientos asados*
> *1 lata de atún al natural*
> *Huevo cocido*
> *Opcional: cebolla*
> *Aceite de oliva virgen extra*

Mezcla todo, aliña y disfruta.

Tenlo en mente

¿Sabías que para la microbiota intestinal es mejor tomar la patata enfriada que recién cocinada? Cocer patatas y enfriarlas puede aumentar la cantidad de almidón resistente en ellas, lo que puede tener efectos prebióticos a la hora de alimentar a las bacterias beneficiosas en el intestino.

Piensa que una microbiota feliz es salud y bienestar.

Obtenemos un prebiótico natural de gran calidad.

¿Cómo? Se cocinan, se dejan en la nevera (mínimo 12 horas) y al día siguiente se vuelven a calentar (sin excederse en la temperatura) antes de comerlos.

Pollo con almendras

Esta receta es perfecta para esos días en los que quieres algo nutritivo, rápido y lleno de sabor. Es rica en proteínas y tiene el toque crujiente de las almendras, te sorprenderá lo fácil que es prepararla con ingredientes simples que quizá ya tengas en casa.

¡En menos de 20 minutos tendrás un plato equilibrado, delicioso y digno de repetir!

1 zanahoria
½ cebolla
Pechuga de pollo a trozos
Salsa de soja (revisar que los ingredientes sean buenos)
Pimienta
Almendras tostadas o al natural

En una sartén con un chorrito de aceite, saltea la zanahoria a tiras finitas y la cebolla. También puedes añadir las verduras que más te gusten.
Cuando estén blandas y cocinadas, añade el pollo y saltea.
Añade un chorrito de salsa de soja y pimienta.
Cuando esté casi listo, añade las almendras.

Risotto saludable y ligero

Es la combinación perfecta entre sabor y rapidez.

En menos de 10 minutos, tendrás un plato cremoso, reconfortante y, lo mejor de todo, sin complicaciones. ¡Es ideal para esos días en los que quieres algo delicioso pero saludable!

½ cebolla
Champiñones
Pechuga de pavo o de pollo cortada en tacos
Leche de almendra (o la que tú uses)
Nuez moscada
Pimienta
Arroz cocido (mejor integral)

En una sartén, saltea la cebolla troceada. Yo la suelo usar congelada ya troceada por comodidad.
Añade los champiñones, lavados, pelados y laminados.
Saltea a fuego medio hasta que estén cocinados y añade la carne.
Añade un chorrito de bebida vegetal o de tu leche favorita.
Pon una pizca de nuez moscada y pimienta. Después, remueve.
Deja cocinar a fuego medio hasta que se reduzca el caldo.
Puedes añadir el arroz cocido para hacerlo tipo risotto.

Mi consejo

Si quieres darle más sabor y textura cremosa con una versión más alta en grasa, ponle tu queso favorito.

Pizzas saludables

Pizza de patata

¿Quién dijo que para hacer pizza necesitas harina? Esta pizza de patata es la prueba de que con solo dos ingredientes, patata cocida y huevo, puedes crear una base deliciosa, nutritiva y sin gluten.

Queda crujiente por fuera y suave por dentro, así que es la alternativa perfecta para quienes buscan una opción saludable y sabrosa.

1 patata grande
1 huevo o 2 claras
Sal (opcional)

TOPPINGS (al gusto)
Tomate natural triturado
Atún al natural
Orégano
Queso mozzarella rallado

Pela y corta la patata y calienta 5 minutos en el microondas entre dos platos. También puedes cocerla en agua.
Aplástala con un tenedor y mezcla con el huevo (o las claras) y la sal (opcional).
Extiende sobre un papel vegetal engrasado con un chorrito de aceite y dale forma de pizza. Debe tener un grosor de 1 cm.
Hornea 25 minutos a 190 ºC con calor arriba y abajo o hasta que esté dorada.
Añade tus toppings favoritos: los míos son tomate natural triturado, orégano, atún al natural y queso mozzarella.
Hornea 5 minutos con el grill para que derrita el queso.

Socca de garbanzo

¡Un viaje al Mediterráneo en cada bocado!

La *socca* es un pan plano tradicional del sur de Francia, muy popular en la región de Niza. Se elabora con harina de garbanzo, agua, aceite de oliva, sal y, a veces, se le añade pimienta negra o hierbas para darle más sabor.

Es un plato muy versátil, ya que puedes disfrutarlo tal cual, como acompañante de tus comidas o como base para una pizza añadiendo tus *toppings* favoritos.

Además, es sin gluten y alta en proteínas gracias a la harina de garbanzo, lo que la convierte en una excelente opción para quienes buscan alternativas saludables y saciantes.

140 g de harina de garbanzos
200 g de agua
15 ml de aceite de oliva virgen extra
Sal y especias al gusto (pimienta, orégano, tomillo, romero, albahaca…)

Coloca la harina de garbanzos en un recipiente y añade el agua, el aceite de oliva virgen extra, la sal y las especias.
Mezcla con la mano o con la batidora.
Si tienes tiempo, deja reposar 30–60 minutos, tapada.
Vierte la masa sobre una bandeja con papel vegetal engrasado con aceite y extiéndela hasta que quede bien fina.
Hornea 10 minutos a 220 ºC o hasta que esté dorada.

Mi consejo

Añade tus *toppings* favoritos y vuelve a hornear otros 10 minutos para derretir y gratinar el queso. A mí me gusta con tomate, orégano, atún, lacón, cebolla tierna y mozzarella.

O puedes añadir sobre la masa verduras asadas (berenjena, pimiento, cebolla, tomate) y una lata de sardinas, boquerones o anchoas.

Pizza de avena a la sartén sin horno

¿Te apetece una pizza rápida pero saludable? Esta pizza de avena a la sartén es la solución perfecta.

Sin necesidad de horno, puedes preparar una base crujiente y deliciosa en cuestión de minutos utilizando avena en lugar de harina refinada.

120 g de avena molida
150 g de agua
Orégano o especias al gusto
Un poco de sal
Un chorrito de aceite de oliva virgen extra

Mezcla todo bien en un bol hasta obtener una masa uniforme.
No pongas la sartén en el fuego, engrásala fría con una gotita de aceite y añade la masa.
Dale forma de pizza y ahora sí, enciende el fuego.
Cuando tenga un color dorado, dale la vuelta y añade los ingredientes al gusto: tomate, queso, jamón, lacón, pavo, pollo, atún, cebolla, champiñones...
Tapa la sartén para que se derrita el queso y se cocinen los ingredientes.

Pizza con base de zanahoria

¡Una alternativa saludable que te hará olvidar las bases tradicionales!

¡Comer zanahoria nunca fue tan apetecible y divertido!

Truco: puedes cambiar la zanahoria por medio calabacín.

1 zanahoria grande
1 huevo
1 cucharada de harina de avena o harina integral
Una pizca de sal (opcional)
Toppings al gusto

Pela y ralla la zanahoria. Intégrala en un plato con el huevo y tu harina favorita (puedes usar harina de avena, de espelta, de centeno, de trigo sarraceno, de trigo integral...).
Extiende la masa sobre papel vegetal engrasado con un poco de aceite y dale forma de pizza.
Hornea a 180 ºC (calor arriba y abajo) durante 20 minutos.
Saca la masa, añade ingredientes al gusto y vuelve a hornear 5-10 minutos para gratinar.
Sugerencia: puedes echarle salsa de tomate, cebolla, pavo, champiñones, queso mozzarella y orégano.

Pizza de pollo

¡Un extra de proteínas delicioso!

Eleva tus comidas o cenas al siguiente nivel con esta deliciosa pizza con base de pechuga de pollo.

No lleva harina, pero sí un alto contenido proteico gracias al pollo y al huevo. Es una receta perfecta para quienes buscan una alternativa saludable y saciante.

200 g de pechuga de pollo
1 huevo
Orégano
Sal
Toppings al gusto

Tritura el pollo, mézclalo con el huevo y las especias y extiende la mezcla sobre un papel vegetal con forma de pizza muy finita. Hornea a 200 ºC (previamente calentado) durante 10 minutos. Sácala, dale la vuelta y añade tus toppings favoritos y vuelve a hornear (con función grill para que se dore el queso) otros 10 minutos.

Pizza de calabaza

¡Transforma la calabaza en una estrella de la cena con esta pizza deliciosa y nutritiva!

La calabaza asada no solo añade un toque dulce y caramelizado a la base, sino que también hace que esta pizza sea una opción divertida y diferente para toda la familia.

Tiene un sabor suave y una textura perfecta. Es ideal para que grandes y pequeños disfruten de una manera creativa de incorporar vegetales en la alimentación.

Añade tus *toppings* favoritos y disfruta de una comida que hará que todo el mundo quiera repetir más.

3 trozos de calabaza asada (en horno, freidora de aire o microondas)
1 huevo
1 cucharada de tu harina favorita
Especias al gusto: pimienta, ajo, cebolla, orégano.
Tus toppings favoritos: tomate natural triturado, pavo, jamón york, atún, olivas, cebolla, queso, berenjena, champiñones, tofu...

Cocina la calabaza hasta que se ablande y aplástala en un plato hasta obtener un puré.
Mezcla con el huevo, la harina y las especias.
Cuando tengas la masa, extiéndela sobre un papel vegetal y caliéntala en el horno o en la freidora de aire durante 15 minutos a 190 ºC hasta que tengas una base dura.
Añade tus toppings favoritos y vuelve a calentar 5-10 minutos hasta que se funda el queso.

Pizza de copos de avena en el microondas

¡La pizza más viral de mi Instagram no podía faltar en este libro de recetas!

En solo 5 minutos en el microondas, puedes disfrutar de una pizza deliciosa y fácil de preparar.

La base solo lleva huevo y copos de avena, es ideal para cualquier momento del día, ya sea desayuno, comida o cena.

Esta pizza es sencilla y rápida, incluso ha demostrado que la comida deliciosa no tiene que ser complicada.

¡Prepara la base, agrégale tus *toppings* favoritos y disfruta!

2 huevos
5 cucharadas de copos de avena
Tus toppings *favoritos*

Bate los huevos en un plato hondo y añade 5 cucharadas grandes de copos de avena e intégralos bien por todo el plato con el huevo.
Cubre con otro plato y calienta 5 minutos en el microondas. Ya tenemos la base de la pizza.
Añade tomate natural triturado, orégano, pavo o jamón york y queso rallado o cualquiera de tus toppings *favoritos, vuelve a calentar 1 minuto en el microondas para fundir el queso y listo.*

Recetas de pan

Pan de quinoa

Este pan no solo es una fuente excelente de proteínas y fibra, sin gluten y sin harinas refinadas, sino que también es delicioso.

Incluso puedes congelarlo a rebanadas para tenerlo siempre a mano.

> *150 g de quinoa*
> *40 g de semillas de chía*
> *1 chorro de aceite de oliva*
> *2 vasos de agua*
> *Sal o especias al gusto*

La noche anterior, pon a remojo en un recipiente la quinoa y, en otro, la chía.
Al día siguiente, escurre y lava la quinoa. Añádela a una batidora junto a la chía (que estará gelatinosa), un chorro de aceite de oliva y una pizca de sal o tus especias favoritas.
Tritura todo, extiende la masa en un molde de silicona y hornea 30 minutos a 200 ºC.
Desmolda y disfruta de este pan crujiente y saciante.

Pan de atún

Puedes preparar un pan delicioso, sin harinas y con alto contenido en proteínas en solo 3 minutos en el microondas.

Es ideal para rellenarlo con tus *toppings* favoritos. Es versátil y fácil de hacer, perfecto para un desayuno rápido y saciante, una comida nutritiva o una cena ligera.

¡Sin complicaciones y con un sabor y una textura que te va a sorprender muchísimo!

1 lata de atún al natural (muy bien escurrida)
1 huevo o 2 claras
1 cucharada de levadura en polvo
Orégano al gusto (también puedes añadir sal y pimienta)

Tritura todos los ingredientes.
Añade la mezcla a un recipiente de cristal.
Calienta 2-3 minutos al microondas (según la potencia).
Desmolda, corta por la mitad y dale un golpe de calor en la sandwichera.
Rellena al gusto y disfruta.

Pan de manzana

Imagina disfrutar de un pan dulce y saludable hecho con manzana y avena, ¡y todo en solo 3 minutos!

Este pan es la opción perfecta para cuando quieres algo delicioso sin complicaciones.

No necesitas batidora, solo mezcla los ingredientes y cocínalo en el microondas.

Su textura suave y su sabor a manzana lo convierten en la base ideal para tus *toppings* dulces favoritos.

½ manzana rallada o picada (65 g aproximadamente)
30 g de harina de avena
1 pizca de bicarbonato
Tus toppings favoritos

Ralla o pica la manzana pelada, añade la harina y el bicarbonato y mezcla todo.
Haz una bolita con la mano y dale forma de panecillo.
Ponla en un plato y calienta en el microondas durante 2 minutos.
Espera que se enfríe, abre el panecillo por la mitad y dale un golpe de calor en la sandwichera o en el tostador.
Rellena al gusto: crema de cacahuete, chocolate > 85%, plátano, mermelada saludable, queso de untar, crema de avellana... ¡y disfruta!

Mi consejo

He puesto bicarbonato como sustituto a la levadura química o los polvos de hornear, pero puedes usar lo que prefieras o tengas a mano.

Pan de yogur

Este pan es la forma perfecta de disfrutar de un pan casero sin complicaciones.

¡Es una delicia que hará que te vuelvas a enamorar del pan recién horneado! Te va a sorprender muchísimo su textura crujiente y su sabor a pan casero y con solo dos ingredientes.

40 g de avena molida integral
40 g de yogur natural
1 pizca de levadura

Mezcla a mano con un tenedor todos los ingredientes.
Aplasta y calienta 5 minutos en freidora de aire a 200 °C por cada lado
También se puede hacer en horno (los tiempos son más o menos los mismos, hasta que esté crujiente y dorado).
Rellena al gusto y disfruta.

Pan de molde de almendra

Transforma tus sándwiches con este pan de molde sin harina hecho con almendra molida.

Cada bocado está cargado de grasas saludables, proteínas y nutrientes esenciales.

Es el pan perfecto para toda la familia, para llevar y para comer a cualquier hora.

2 huevos
2 cucharadas de almendra molida
1 pizca de levadura
1 chorrito de AOVE
Semillas al gusto (lino, sésamo, chía, etc.)
Sal (opcional)

Mezcla a mano todos los ingredientes y ponlos en un recipiente cuadrado; yo uso de cristal.
Calienta en el microondas 4 minutos a máxima potencia.
Saca del recipiente y deja que repose en una rejilla para que no humedezca
Corta y calienta en la sandwichera, tostadora o sartén y rellena al gusto.

Cómo incorporar vegetales en las recetas

Ya sabes que los vegetales son fundamentales para llevar una alimentación saludable, pero es posible que no siempre te resulte fácil incluirlos de manera creativa y apetecible en las comidas.

Si es tu caso, tengo grandes noticias para ti, pues con esta selección de recetas, nunca fue tan fácil... ni tan sabroso.

Pavo en salsa con calabacín

1 calabacín
1 cebolla
3 pechugas de pavo o pollo
200 ml de leche de coco
Curry en polvo

Saltea primero la pechuga y reserva.
Corta las verduras y saltéalas en la misma sartén.
Añade la leche de coco y el curry al gusto. Deja que se cocine a fuego medio hasta que espese, unos 10 minutos aproximadamente.
Añade la pechuga e integra todo bien.

MIS RECETAS IMPRESCINDIBLES

Tortilla de verdura con queso

¼ calabacín
1 zanahoria
2 huevos
Aceite de oliva virgen extra
Mozzarella rallada

Pica el calabacín y la zanahoria en trozos pequeños (puedes hacerlo con un rallador de queso, una picadora o una tabla).
Escurre bien la verdura picada con un colador para retirar el exceso de agua.
Bate los huevos y mezcla con la verdura.
Añade a una sartén a fuego medio/bajo engrasada con aceite de oliva virgen extra.
Añade la mezcla y reparte por toda la sartén con ayuda de una espátula.
Pon el queso en la mitad y calienta a fuego medio hasta que esté cuajada.
Dobla la tortilla y listo.

Pollo al limón con espaguetis de verduras

Verduras al gusto cortadas en forma de espagueti con un espirilizador
2 pechugas de pollo
½ limón o ½ naranja
Especias al gusto
Aceite

Marina el pollo troceado con especias al gusto (tomillo, orégano y romero), ralla un poco de piel de limón (o de naranja) y escurre el zumo.
Mientras tanto, corta el calabacín y la zanahoria con forma de espagueti, quita el exceso de agua con papel de cocina y saltea 5 minutos en una sartén con aceite.
Retira la verdura y, en la misma sartén, saltea el pollo marinado.
Añade los espaguetis de verduras y mezcla todo.

Bechamel de calabacín saludable sin harina y baja en grasa

1 calabacín
¼ cebolla
80 gr de leche vegetal (mi favorita es la de almendra)
Nuez moscada
Pimienta
Queso mozzarella

Sofríe la cebolla y el calabacín. Déjalo tapado a fuego medio durante 10 minutos para que se cocine con el vapor que suelte. Añade la leche y las especias y vuelve a tapar otros 10 minutos y tritura.
Esta bechamel de calabacín se puede añadir a las verduras cocidas (a mí me encanta con coliflor).
Pon encima un poquito de queso mozzarella.
Hornea 10-15 minutos hasta que se gratine el queso.

Ideas de *snacks* saludables para llevar

Es fácil caer en tentaciones insanas cuando estamos fuera de casa, así que llevar tus propios *snacks* puede ser la clave para mantenerte en el camino de una alimentación saludable.

Para cuando te vayas de viaje, a la playa o a la oficina…, te comparto algunas ideas rápidas y prácticas para preparar *snacks* deliciosos, nutritivos y fáciles de llevar a cualquier parte.

Así, cuando el hambre ataque, podrás seguir comiendo bien.

Ceviche de berberechos en lata

El mejor aperitivo para llevar o para sorprender a tus invitados.

¡Saludable y de estrella Michelín! ¿Todo preparado para triunfar?

1 lata de berberechos (también puede ser de navajas)
½ cebolla morada
½ aguacate
Cilantro
Pimienta y sal
½ limón
1 cucharada de mostaza de Dijon
1 chorrito de aceite

Coge un táper o recipiente de cristal hermético.
Añade la lata de berberechos con el caldo.
Añade la cebolla morada, el aguacate troceado, el cilantro, una cucharada de mostaza de Dijon, el zumo de medio limón, sal, pimienta y aceite.
Tapa el táper y mueve con alegría para mezclar todos los ingredientes.

Chips de kale

Cambia las patatas fritas de bolsa por esta idea de *snack* crujiente y nutritivo.

¡No podrás parar de comer!

Hojas frescas de kale
Aceite de oliva (o aceite de coco derretido)
Sal y condimentos (opcional)

Precalienta el horno o la freidora de aire a 160 °C.
Lava y seca completamente las hojas de kale. Asegúrate de eliminar cualquier humedad para obtener unos chips crujientes.
Desgarra las hojas de kale en trozos más pequeños y desecha los tallos más gruesos.
En un recipiente grande, agrega las hojas de kale y rocía con aceite de oliva. Mezcla bien para asegurarte de que todas las hojas estén cubiertas de manera uniforme.
También puedes sazonar las hojas de kale con sal y tus condimentos favoritos. Puedes ser creativo y probar diferentes combinaciones de sabores.
Coloca las hojas de kale en la cesta de la freidora de aire en una sola capa. Si es necesario, hazlo en lotes para evitar que se amontonen.
Cocina los chips de kale durante aproximadamente 5-7 minutos o hasta que estén crujientes y algo dorados. Vigílalos de cerca, ya que pueden quemarse en poco tiempo.
Una vez que estén listos, retira los chips de kale de la freidora de aire y déjalos enfriar durante unos minutos.
¡Disfruta tus chips de kale crujientes y saludables!

Mi consejo
Puedes guardarlos en un recipiente hermético para que se mantengan frescos.

Chips de calabaza

Con esta receta, comer calabaza se va a convertir en un placer para toda la familia.

Fácil, rica y crujieeente.

1 trozo de calabaza
Especias al gusto
Sal (opcional)
Aceite de oliva virgen extra

Con un pelador, cortamos la calabaza en tiras muy muy finitas. Quítales la humedad con papel de cocina y colócalas en un plato o mejor sobre papel vegetal y bien separadas.
Pulveriza por encima o pincélalas con aceite de oliva virgen extra y añade especias al gusto. Yo les pongo sal y pimienta.

Para prepararlo tienes tres opciones:
• Calienta 3 minutos en el microondas a máxima potencia.
• Calienta 10 minutos en freidora de aire a 200 ºC.
• Hornea 15 minutos a 190 ºC en el horno con el modo ventilador.

Galletas *digestive* saludables

Para los amantes del dulce, esta receta de galletas saludables es perfecta.

Además, puedes consérvalas en la despensa en un recipiente hermético y tenerlas siempre listas para saciar antojos.

Lo mejor de todo es que están repletas de energía para los días que hagas deporte.

90 g de almendra molida
150 g de harina de avena
4 cucharadas de aceite de oliva virgen extra
3 cucharadas de leche vegetal
10 dátiles

Pon los dátiles a remojo 15 minutos y tritúralos con un pelín del agua para hacer una pasta.
Mezcla todos los ingredientes en un bol y reserva en la nevera hasta que la masa este fría y puedas darle forma.
En una superficie plana, pon un papel vegetal, añade la masa y pon otro papel vegetal encima. Con un rodillo, una botella o un vaso, estira la masa.
Corta las galletas con ayuda de un molde y colócalas en la bandeja del horno. Con la masa sobrante, repite el proceso, vuelve a aplanar y continúa haciendo galletas. Sigue hasta que uses toda la masa.
Hornéalas durante 20 minutos a 180 ºC.
Déjalas enfriar y disfruta.

Crujientes de chocolate

**Crujieeeentes, dulces y muy saludables.
¡Tienes que probar estos bocados repletos de sabor!**

Corn flakes *sin azúcar (revisa los ingredientes)*
Chocolate > 85%
Aceite de coco

*Coloca las onzas de chocolate y el aceite de coco en un recipiente apto para microondas. Derrítelo en golpes de 30 segundos: calienta, saca y remueve y vuelve a repetir el proceso hasta que esté derretido y bien integrado el chocolate con el aceite. Mezcla con los cereales y haz bolitas con la cuchara, colócalas sobre una bandeja con papel vegetal.
Mete al frigorífico para que se endurezca el chocolate.*

Mermelada de arándanos

¿Quién dijo que la mermelada tiene que estar cargada de azúcar? Esta receta de mermelada de arándanos es la prueba de que lo simple y saludable también puede ser delicioso.

Sin conservantes, sin azúcar añadido, solo la pureza de los arándanos en su máxima expresión y las infinitas propiedades de las semillas de chía.

¡Un placer natural que puedes preparar en tan solo unos minutos!

1 cucharadita de aceite de coco
100 g de arándanos
1 chorrito de agua (a ojo)
20 g de semillas de chía

Cubre las semillas de chía con agua y déjalas en reposo hasta que forme una gelatina. Suelen tardar unos 20 minutos.
Lava muy bien los arándanos y saltéalos en una sartén a fuego medio engrasada con aceite de coco
Cuando estén blandos, añade un poco de agua (a ojo) y enseguida incorpora la chía gelatinosa.
Integra todo bien a fuego medio y, en menos de 5 minutos, ya tienes una deliciosa mermelada saludable.

Mi consejo

Puedes conservarla una semana en la nevera en un recipiente de cristal hermético y disfrutarla untándola en tostadas, con el yogur, para rellenar bizcochos o comértela sola a cucharadas (aunque con lo rica que está seguro que así te dura mucho menos).

Ah, también puedes cambiar los arándanos por fresas, frambuesas o moras.

Brownie exprés al microondas

¡Un capricho rápido, fácil y nutritivo! Este *brownie* es la respuesta a todos tus deseos.

En menos de 3 minutos y solo con el microondas, podrás disfrutar de un postre lleno de sabor y saludable, por sorprendente que parezca.

Hecho con almendra y manzana, sin harina, sin gluten, sin lácteos y sin azúcar. Es la opción perfecta para cuando quieres algo dulce pero repleto de nutrientes.

1 manzana
1 huevo
15 g de almendras molidas
1 cucharada de cacao en polvo puro
1 onza de chocolate > 85% (opcional)
1 pizca de levadura
Canela al gusto

Pela y trocea la manzana. Tritúrala en una batidora junto al resto de ingredientes.
Añade la mezcla en una taza. De manera opcional, puedes introducir 1 onza de chocolate > 85%.
Calienta 2 minutos en el microondas.
Desmolda y disfruta.

Bizcocho de mandarina y plátano

Este bizcocho es la combinación perfecta entre la dulzura del plátano y el toque cítrico de la mandarina, todo envuelto en una masa suave hecha con harina de avena integral.

Es ideal para el desayuno, la merienda o cuando quieras saciar un antojo de manera saludable.

Con ingredientes naturales y llenos de sabor, este bizcocho se convertirá en tu nueva receta favorita.

Puedes congelarlo a trocitos y tenerlo siempre preparado.

- 1 mandarina (con un poco de piel)
- 1 plátano
- 2 huevos
- 70 g de harina de avena integral
- 10 g de levadura
- Canela al gusto

Tritura todo en una batidora y añade la masa a un molde mediano previamente engrasado.
Calienta 5 minutos en el microondas o 20 minutos a 190 ºC en horno o la freidora de aire.

Bizcocho relleno de frutos rojos

Para amantes de sabores muy dulces, os comparto uno de mis bizcochos favoritos, repleto de energía y endulzado con dátiles.
   Ideal para quienes buscan un postre nutritivo, energizante y lleno de sabor.

4 huevos
45 g de aceite de oliva
125 g de yogur griego natural
200 g de avena molida
½ sobre de levadura
80 g de dátiles (previamente remojados al menos durante 15 minutos)
Frambuesas o arándanos (para el relleno)

Tritura los dátiles previamente remojados hasta formar una pasta y bate todos los ingredientes.
Añade la masa a un molde mediano e integra en el interior de la masa un puñado de frutos rojos (frambuesas o arándanos).
Hornea 30 minutos a 200 ºC.
El relleno más saludable, ¡un placer irresistible que te hará volver por más!

Mi consejo

Puedes congelarlo o conservar en la nevera durante uno o dos días.

EMPIEZA HOY Y CAMBIA TU VIDA PARA SIEMPRE

Banana bread o pan de plátano

Este pan de plátano es la prueba de que lo sencillo también puede ser exquisito.

Está hecho con avena y no lleva ni una pizca de azúcar añadida, su dulzura exquisita se debe a los plátanos maduros.

¡Disfruta de este clásico que te encantará!

2 plátanos maduros
3 huevos
1 chorrito de aceite de oliva o de coco
120 g de avena molida
5 g de levadura o polvos de hornear
Canela al gusto

Tritura en la batidora los 2 plátanos con los huevos y el aceite. Añade los ingredientes secos (avena, canela y levadura) y vuelve a triturar.
Vierte la masa en un molde.
Calienta durante 20 minutos a 190 ºC en el horno o en la freidora de aire.

Mi consejo

Puedes añadir dos plátanos pelados y enteros en la parte superior de la masa antes de hornear, le dará un toque más cremoso a cada bocado.

Bizcocho de naranja

Este bizcocho no solo es el más deseado de mi perfil de Instagram, sino también mi receta favorita.

Lo mejor de todo es el toque intenso que le da la cáscara de la naranja.

¡Cuando lo pruebes, lo entenderás!

1 naranja
2 huevos
5 cucharadas grandes de copos de avena
6 g de levadura o polvos de hornear
Canela al gusto

Corta 3 trozos de la piel de la naranja (solo la parte naranja) y añádelos a la batidora.
Pela el resto de la naranja y la añades también a la batidora, junto al resto de ingredientes.
Tritura todo y añade la masa a un molde de silicona. (Mi recomendación es que sea libre de tóxicos).
Calienta durante 5-6 minutos en el microondas o 20 minutos a 190 ºC en el horno o la freidora de aire.

Capítulo 6

Trucos de cocina que te harán el cambio facilísimo

A continuación, te revelo mis pequeños grandes secretos para hacerte la vida más fácil en la cocina. Estoy segura de que, cuando empieces a ponerlos en práctica, te preguntarás: «¡¿Cómo no sabía esto antes?!».

Secretos para cocinar de forma fácil y rápida

Recuperar pan duro

¿Se te ha quedado el pan duro? No lo tires. Humedece ligeramente la corteza con agua y métela en el horno a 180 °C durante unos 5-10 minutos.

El pan saldrá como recién hecho, crujiente por fuera y suave por dentro.

El aguacate en su punto

Para evitar que el aguacate se ponga marrón, guarda el trozo que te sobra junto con un trocito de cebolla en un recipiente hermético en la nevera.

El gas que libera la cebolla evita la oxidación y mantiene el aguacate fresco durante más tiempo.

También puedes exprimir un poco de limón sobre la pulpa, pues el ácido ayuda a que conserve el color verde brillante.

Por el contrario, para acelerar la maduración de los aguacates, colócalos en una bolsa de papel junto a una manzana o plátano. El gas etileno que liberan estas frutas acelerará el proceso de maduración.

Madurar plátanos de manera rápida

Si necesitas plátanos maduros y solo tienes verdes, ponlos en una bandeja y hornéalos a 150 °C durante 15-20 minutos.

Se volverán dulces y perfectos para usar en las recetas.

Evitar que los plátanos se pongan marrones

Para alargar la frescura de los plátanos, envuelve los tallos con papel de aluminio.

Esto reducirá la liberación de etileno, el gas que hace que maduren más rápido.

Pelar tomates de manera fácil

Pelar tomates puede ser un engorro, pero ya no.

Haz una pequeña cruz en la base de cada tomate y sumérgelos en agua hirviendo durante unos 30 segundos. Luego pásalos a un bol con agua helada.

La piel se soltará sola y podrás quitarla sin esfuerzo.

Mantener los tomates frescos

Para mantener los tomates frescos durante más tiempo, guárdalos con el tallo hacia abajo.

Esto evitará que el aire y la humedad entren en el tomate y lo estropeen.

Mantener la lechuga fresca

Para que la lechuga se mantenga fresca durante más tiempo, envuélvela en papel de cocina absorbente antes de guardarla en la nevera.

El papel absorberá el exceso de humedad y evitará que se marchite.

Lo mismo puedes hacer con las bolsas de ensalada preparada: mete un trozo de papel de cocina absorbente doblado en la bolsa y aguantará mucho más tiempo.

El arroz perfecto

Si siempre te queda el arroz pastoso, prueba este truco: lava el arroz antes de cocinarlo hasta que el agua salga clara.

Esto elimina el exceso de almidón y hace que el arroz quede suelto y perfecto.

Además, usa la proporción correcta de agua: para arroz blanco, 2 partes de agua por 1 parte de arroz, y cocina a fuego lento.

Y… para que el arroz quede más suelto, agrega unas gotas de jugo de limón al agua de cocción. Esto ayuda a separar los granos y evita que se peguen.

Hacer que el pescado no huela

Para reducir el olor del pescado al cocinarlo, marínalo con jugo de limón o vinagre durante unos minutos antes de cocinarlo. Esto neutralizará parte del fuerte olor.

Otro truco es cortarle la cola (yo lo hago con las sardinas y los boquerones en el horno y no huele nada la casa).

Pelar jengibre con una cuchara

El jengibre tiene una piel delgada que puede ser difícil de pelar con un cuchillo.

Usa una cuchara para raspar la piel, es más fácil y desperdiciarás menos.

Pelar ajos con facilidad

Para pelar ajos sin esfuerzo, coloca los dientes en un frasco con tapa y agítalo con ganas.

La piel se soltará sola y tendrás los ajos pelados en un santiamén.

Cortar cebolla sin soltar ni una lágrima

¿Te hartas a llorar cada vez que cortas cebolla?

Pues aquí va un truco infalible: ¡métela en el congelador unos 10-15 minutos antes de cortarla!

No solo evitarás las lágrimas, sino que también será más fácil cortarla en el tamaño que quieras.

Eliminar el olor a ajo de las manos

El ajo es delicioso y está repleto de beneficios, pero el olor se nos queda en las manos durante horas. Para evitar esto, después de pelar y picar el ajo, frótatelas con un objeto de acero inoxidable bajo agua fría, como una cuchara o un cuchillo (con cuidado, claro).

¡El olor desaparecerá como por arte de magia!

Hacer que los cítricos suelten más jugo

Antes de exprimir limones, naranjas o cualquier cítrico, rueda la fruta sobre la encimera aplicando un poco de presión.

Esto romperá las fibras internas y permitirá que suelten más jugo.

Reconocer los huevos frescos

Para saber si un huevo está fresco, sumérgelo en un vaso de agua. Si se hunde y se queda en el fondo, está fresco. Si flota, es mejor no consumirlo.

Hacer una tortilla esponjosa

Para hacer una tortilla más esponjosa, agrega un poco de agua o leche a los huevos batidos antes de cocinarlos. Esto hará que la tortilla quede más ligera y aireada.

El huevo *poché* perfecto

¿Quieres hacer el huevo *poché* perfecto sin complicaciones?

Llena una taza con agua, añade una pizca de vinagre y rompe un huevo con mucho cuidado en ella.

Cocina en el microondas durante un minuto (ajusta el tiempo según la potencia) y ¡listo!

Huevo en el microondas

Si me seguís por Instagram, ya sabéis que el huevo es un básico en mis desayunos. Por eso, si quieres una versión rápida sin sartén, rompe un huevo en un bol pequeño y bátelo un poco. Cocínalo en el microondas durante 30-45 segundos.

¡Desayuno rápido y sin ensuciar sartenes!

Huevo revuelto en taza

Para una versión ultrarrápida de los huevos revueltos, bate un huevo con un chorrito de leche en una taza, añade sal y pimienta, y cocina en el microondas durante 1 minuto removiendo a mitad de camino. Es perfecto para los días ajetreados.

Pelar huevos duros sin problemas

Para pelar huevos duros sin esfuerzo, agrégales una cucharadita de bicarbonato de sodio al agua mientras se cocinan.

Esto hará que la cáscara se despegue con facilidad.

Enfriar bebidas en poco tiempo

Para enfriar bebidas de manera rápida, envuelve la botella en una toalla húmeda y colócala en el congelador.

En unos 15 minutos, la bebida estará fría.

Evitar que las frutas y verduras se oxiden

Para evitar que las frutas o verduras cortadas, como manzanas, aguacates y peras, se oxiden, sumérgelas en agua con un chorrito de limón. Esto mantendrá el color fresco y brillante. El ácido del limón ralentizará la oxidación

Las patatas «fritas» más crujientes

Puedes hacer patatas muy crujientes como si estuvieran fritas pero más saludables. Solo necesitas el horno o la freidora de aire. Corta las patatas en tiras y remójalas en agua fría con hielo durante al menos una hora antes de cocinarlas.

Esto eliminará parte del almidón y ayudará a que queden más crujientes.

Para hacer *chips* caseros, corta las patatas, las batatas o tus vegetales favoritos en láminas muy finas. Colócalas en una bandeja para hornear, rocíalas con aceite y hornea a 200 °C hasta que estén crujientes.

¡Ya no querrás más patatas fritas de bolsa ultraprocesadas!

Pelar patatas cocidas con facilidad

Para pelar patatas cocidas sin esfuerzo, sumérgelas en agua helada justo después de cocinarlas.

La piel se soltará sin problema solo con los dedos.

Hervir agua más rápido

Para hervir agua más rápido, tapa la olla. El calor se mantendrá dentro y el agua llegará a ebullición en menos tiempo.

Limpiar manchas de vino tinto

Para eliminar manchas de vino tinto en la ropa o en el mantel, cúbrelas enseguida con sal.

La sal absorberá el vino y evitará que la mancha se fije.

Déjalo reposar y lava como de costumbre.

Hacer que los frutos rojos duren más

Para prolongar la vida de los frutos rojos (arándanos, fresas o frambuesas), sumérgelos en una mezcla de 1 parte de vinagre y 3 partes de agua antes de guardarlas en la nevera.

Esto eliminará las bacterias y hongos que hacen que se estropeen en poco tiempo. Además, es ideal también para desinfectarlas antes de comer.

Si aún quieres que duren más, guárdalas en la nevera en un recipiente hermético con papel de cocina absorbente en la base.

Quitar el sabor amargo del pepino

Para quitar el amargor del pepino, corta un extremo y frota las dos partes hasta que salga una espuma blanca.

Esto ayudará a eliminar el amargor.

Quitar el amargor de las berenjenas

Para quitar el sabor amargo de las berenjenas, córtalas en rodajas y espolvoréalas con sal.

Déjalas reposar durante unos 30 minutos, luego enjuaga y seca antes de cocinarlas.

Pelar kiwis con facilidad

Para pelar kiwis con facilidad, corta ambos extremos y usa una cuchara para deslizarla entre la piel y la pulpa.

La piel se desprenderá sin esfuerzo.

Hacer que las especias duren más

Para prolongar la vida útil de las especias, guárdalas en un lugar fresco, oscuro y seco.

El calor, la luz y la humedad pueden hacer que pierdan el sabor más rápido.

om
Quitar la piel de los pimientos asados

Para quitar la piel de los pimientos asados con facilidad, cúbrelos con papel vegetal después de asarlos. Deja reposar unos minutos y la piel se desprenderá sin problema.

Pelar almendras con facilidad

Para pelar almendras sin esfuerzo, sumérgelas en agua hirviendo durante un minuto, luego pásalas a agua fría.

La piel se desprenderá fácilmente al presionarlas un poco.

Cortar la mantequilla en cubos perfectos

Para cortar la mantequilla en cubos perfectos, usa hilo dental sin sabor como cortador.

Pasa el hilo a través de la mantequilla para obtener cubos uniformes sin esfuerzo.

Truco: también se podría usar con un queso tierno.

Limpiar ollas quemadas

Para limpiar ollas quemadas, llena la olla con agua y añade una taza de vinagre. Lleva a ebullición, retira del fuego y añade una cucharada de bicarbonato de sodio.

Deja reposar unos minutos y luego frota con un estropajo.

Hacer hielo transparente

Para hacer hielo transparente, hierve el agua antes de congelarla. El agua hervida tiene menos aire disuelto, lo que hará que los cubitos de hielo queden más claros.

Evitar que las galletas se ablanden

Para mantener las galletas crujientes, guárdalas en un recipiente hermético con un poco de arroz.

El arroz absorberá la humedad y mantendrá las galletas crujientes.

Desengrasar salsas y sopas

Para desengrasar salsas y sopas, coloca unos cubos de hielo en una cuchara grande y pásala por la superficie del líquido.

La grasa se adherirá al hielo, así que será más fácil eliminarla.

Cortar hierbas sin ensuciar

Para cortar hierbas sin ensuciar toda la tabla, coloca las hojas en un vaso y usa tijeras de cocina para picarlas. Esto mantendrá el área de trabajo limpia y facilitará el corte.

Pelar mangos con facilidad

Para pelar mangos con facilidad, corta ambos extremos y usa un vaso para deslizar la pulpa fuera de la piel. Coloca el borde del vaso entre la piel y la pulpa y empuja con suavidad.

Limpia el microondas

Calienta una taza de vinagre blanco en el microondas durante unos minutos y luego limpia con un paño para eliminar manchas y olores.

Suavizante de ropa

Añade media taza de vinagre blanco al ciclo de enjuague de la lavadora para suavizar la ropa y eliminar los residuos de detergente. Sin tóxicos y natural.

Los sorprendentes usos del aceite de coco

Sustituto de mantequilla en la repostería

El aceite de coco puede sustituir a la mantequilla en la mayoría de las recetas de repostería. Usa la misma cantidad de aceite de coco que de mantequilla para darle un toque exótico y saludable a la receta.

Mejora el café

Añade una cucharadita de aceite de coco al café matutino para darle un sabor cremoso y obtener un impulso energético adicional.

Conservar huevos

Unta una fina capa de aceite de coco en la cáscara de los huevos para prolongar su frescura.

Aliño para ensalada

Mezcla aceite de coco con vinagre de manzana, mostaza y especias para crear un aliño saludable y delicioso.

Las mejores palomitas

Derrite aceite de coco y utilízalo en lugar de la mantequilla para darles a las palomitas un sabor único y saludable. Si le añades canela de Ceylán después, tienes un toque dulce y saludable. Están riquísimas.

Eliminar etiquetas

Aplica aceite de coco sobre etiquetas adhesivas y déjalo actuar unos minutos antes de retirarlas con facilidad. Es ideal para aprovechar los botes de conservas de cristal y volverlos a utilizar.

Tratamiento para el pelo

Usa aceite de coco como mascarilla capilar. Aplica sobre el cabello seco, déjalo actuar durante 30 minutos y luego enjuaga.

Exfoliante corporal

Mezcla aceite de coco con sal marina para crear un exfoliante corporal natural y efectivo.

Cuidado de las uñas

Aplica aceite de coco en las cutículas para hidratarlas y fortalecer las uñas.

Acondicionador para pestañas

Aplica una pequeña cantidad de aceite de coco en las pestañas para fortalecerlas y promover el crecimiento. Es muy efectivo junto al aceite de ricino.

Bálsamo labial

Utiliza aceite de coco como bálsamo labial natural para mantener los labios hidratados y suaves.

Hidratante corporal

Usa aceite de coco como hidratante corporal después de la ducha para tener una piel suave y radiante.

También es un supertratamiento para la piel seca: aplica aceite de coco en áreas secas como codos y talones para suavizarlos y prevenir grietas.

Desmaquillante de ojos

Utiliza aceite de coco para eliminar el maquillaje de ojos de forma suave y efectiva.

Enjuague bucal

Reparte una cucharadita por todos los dientes y enjuágate para mejorar tu salud bucal.

Prevención de estrías

Aplica aceite de coco en el abdomen, caderas y muslos durante el embarazo para prevenir estrías.

Desodorante natural

Mezcla aceite de coco con bicarbonato de sodio para crear un desodorante casero.

Usos del bicarbonato de sodio que tal vez no conocías

Ambientador de nevera

Si tu nevera tiene malos olores, coloca una taza de bicarbonato de sodio en el interior.

El bicarbonato absorberá los olores y mantendrá la nevera fresca.

Desatascador de desagües

Mezcla vinagre blanco con bicarbonato de sodio y viértelo en los desagües para desatascarlos y eliminar olores.

Impulsor en repostería

Usa bicarbonato de sodio como sustituto a la levadura química en recetas de repostería para que tus bizcochos estén esponjosos y ligeros.

Limpiador de frutas y verduras

Mezcla bicarbonato de sodio con agua y usa esta solución para lavar frutas y verduras, pues elimina residuos y pesticidas.

Limpiador de microondas

Mezcla bicarbonato de sodio con agua para formar una pasta y úsala para limpiar el interior del microondas.

Blanqueador de ropa

Añade media taza de bicarbonato de sodio a la colada para blanquear y desodorizar la ropa.

Limpiar manchas en el horno

Espolvorea bicarbonato de sodio en el horno, rocía con agua y deja actuar durante la noche. Limpia al día siguiente para eliminar manchas y grasa.

Desinfectante de estropajos

Remoja los estropajos de cocina en una solución de bicarbonato de sodio y agua caliente para desinfectarlos.

Limpiador de plata

Haz una pasta de bicarbonato de sodio y agua y úsala para limpiar y pulir objetos de plata.

Exfoliante facial

Mezcla bicarbonato de sodio con agua para crear un exfoliante facial suave y natural.

Neutralizador de olores en las manos

Frótate bicarbonato de sodio en las manos después de cortar alimentos con olores fuertes, como cebolla o ajo, para eliminar el olor.

Elimina las machas de café y té

Usa bicarbonato de sodio para frotar manchas de café y té en tazas y termos.

Limpiar las manchas de cúrcuma

Ya sabemos que la cúrcuma está repleta de propiedades y que nunca falta en mis platos por su efecto antiinflamatorio, pero va manchando por donde toca.

Para limpiar las manchas de cúrcuma de superficies y utensilios, usa una pasta de bicarbonato de sodio y agua.

Frota con un paño o esponja y luego enjuaga.

Congela y vencerás

Congelar alimentos te permitirá aprovecharlos durante más tiempo sin tener que estar pendiente de si se estropean o no. Además de ahorrar dinero, contribuirás a reducir el desperdicio alimentario. Aquí te dejo varios alimentos y bebidas que puedes congelar sin problema. Toma nota, estoy segura de que te vas a llevar alguna que otra sorpresa.

Queso

Cómpralo directamente rallado (revisa que los ingredientes sean buenos, solo leche, fermentos lácticos, cuajo y sal) y métalo al congelador.

Puedes usarlo directamente congelado en las recetas y siempre estará perfecto.

Mi truco: Si quieres rallar una cuña de queso que tienes en la nevera, ponlo en el congelador unos 15 minutos antes de rallarlo. Esto hará que los hilos de queso queden sueltos y perfectos para espolvorear sobre tus platos favoritos.

Leche o bebida vegetal

La leche o bebida vegetal se puede congelar en su envase original, pero asegúrate de que haya espacio para que el líquido se expanda.

También puedes añadirla a un recipiente hermético y congelar en porciones. Descongela en la nevera y agita bien antes de usar.

Mi truco: Añade la leche o bebida vegetal a una cubitera, métela en el congelador y usa esos hielos para enfriar el café sin que quede aguado.

Hierbas frescas

¿Las hierbas frescas como el perejil, el cilantro o la hierbabuena se te marchitan rápido? Guárdalas en el congelador.

Pica las hierbas y colócalas en una bandeja de cubitos de hielo, luego cúbrelas con aceite de oliva o agua. Cuando necesites usarlas, solo tienes que sacar un cubito y añadirlo al plato.

Mi truco: Prepara cubitos con aceite, ajo y perejil y añádelos directamente a la sartén para hacer tus salteados favoritos.

Aguacate

El aguacate se puede congelar en puré o en mitades.

Si optas por las mitades, retira el hueso y, antes de congelarlo, rocía ambas partes con jugo de limón para evitar que se oxiden.

Pan

El pan se puede congelar en rebanadas y meter directamente a calentar para que la tostada esté como recién hecha.

Mi truco: Para evitar las harinas refinadas y los panes ultraprocesados, elige un pan de calidad en la panadería del barrio, con masa madre y harinas integrales y congélalo. Así siempre tendrás un pan antiinflamatorio y saludable para los desayunos, meriendas o como acompañamiento.

También puedes consultar el capítulo 5, donde te enseño a hacer diferentes tipos de panes caseros. ¡Están deliciosos!

Salsas

La salsa de tomate, tanto la casera como la que te sobre de un bote, se puede congelar en frascos o recipientes herméticos.

También puedes usar bandejas de cubitos de hielo para porciones pequeñas y añadirlo directamente a la sartén o a la olla para cualquier receta.

Si has preparado mucha cantidad de boloñesa o pesto, por ejemplo, se pueden congelar en porciones individuales. Esto hace que preparar una comida rápida sea mucho más fácil.

Frutas maduras

Las frutas maduras como plátanos, fresas y mangos se pueden congelar para usarlas en batidos o recetas dulces (bizcochos, tortitas, magdalenas,) y así evitar el desperdicio.

Pela y corta las frutas antes de congelarlas y siempre las tendrás preparadas.

Para hacer un helado supersaludable y rápido, tritúralas en una batidora con potencia.

Mi truco: Si quieres darle un toque cremoso, añádele tu yogur natural favorito.

Preparar *smoothies* por adelantado

Coloca todos los ingredientes de cada batido ya pelados y troceados en bolsas de congelación o recipientes herméticos y guárdalos en el congelador.

Cuando quieras hacer un *smoothie*, solo tendrás que sacar una bolsa y licuar.

¡Sin pereza!

Verduras asadas

Las verduras asadas como pimientos, calabacines y berenjenas se pueden congelar y luego recalentar rápidamente para acompañamientos o platos principales.

Es el mejor *batch cooking* para tener siempre tus verduras favoritas listas y sin pereza.

Café

Los granos de café o el café molido se pueden congelar para mantener la frescura durante más tiempo.

Guarda el café en un recipiente hermético para evitar que absorba olores del congelador.

Mi truco: Prepara mucho café y repártelo en una bandeja de cubitos de hielo, así siempre lo tendrás preparado para añadirlo a la leche o bebida vegetal favorita o para triturarlos y hacerte un delicioso granizado.

Cítricos

Los cítricos como limones, limas y naranjas se pueden congelar en rodajas o en zumo.

También puedes rallar la cáscara y congelarla para usarla como ralladura. ¡Esto les dará un sabor delicioso a todas tus recetas!

Tortitas, gofres, magdalenas y bizcochos

Dedica una tarde a preparar tus postres favoritos, hornéalos, déjalos enfriar y congélalos.

Congela el bizcocho en porciones (guardado en bolsas de congelación) y las tortitas amontonadas (en un recipiente hermético), solo tendrás que calentarlas directamente en el tostador, en la plancha, en el horno, en la freidora de aire o en el microondas. Así siempre tendrás tus postres listos para saciar los antojos más dulces.

Garbanzos cocidos

Los garbanzos cocidos se pueden congelar en porciones individuales. Descongélalos y úsalos en ensaladas, guisos o hummus.

Tortillas de trigo o maíz

Las tortillas de maíz o de trigo para fajitas o bases de pizza se pueden congelar directamente al comprarlas y recalentarlas enseguida en una sartén o en el microondas.

Cremas y sopas

Las cremas y sopas se pueden congelar en porciones individuales. Deja espacio en los recipientes para que el líquido se expanda al congelarse y después descongela en la nevera.

Caldos y fondos

Los caldos y fondos se pueden congelar en recipientes herméticos o en bandejas de cubitos de hielo. Descongela según sea necesario para usar en sopas, guisos y salsas.

Carne marinada

La carne marinada se puede congelar directamente. Esto no solo ahorra tiempo, sino que también permite que los sabores se impregnen mejor en la carne.

Jengibre y cúrcuma en raíz

Se pueden congelar enteros o en rodajas. Si los guardas rallados o cortados, puedes consumirlos directamente desde el congelador. Yo lo uso para infusiones.

Verduras crudas

Lava y corta tus verduras favoritas (pimientos, cebolla, calabacín…) en tiras o dados y congela en bolsas herméticas. Así siempre las tendrás preparadas para añadirlas directamente a las recetas. Recuerda: come colorines.

Batch cooking: cocina saludable en tiempo récord

El *batch cooking*, o cocina en lotes, es una práctica que consiste en cocinar grandes cantidades de platos y acompañamientos en una sola sesión para planificar los menús durante la semana.

Esta técnica no solo te permite ahorrar tiempo, sino que también te ayudará a mantener un estilo de vida saludable y organizado.

Beneficios del *batch cooking*

1. Ahorra tiempo: Al cocinar en lotes, dedicas menos tiempo a la preparación de las comidas. Esto es especialmente útil en días donde tengas poco tiempo.

2. Compra inteligente: Comprar ingredientes a granel y evitar el desperdicio reduce los costos a largo plazo. Tu cartera y el medio ambiente te lo agradecerán.

3. Comidas saludables y personalizadas: Controlas los ingredientes y las porciones. Esto hace que te sea más fácil hacer comidas equilibradas y adaptadas a tus preferencias alimenticias.

4. Reduce el estrés: Elimina la presión diaria de decidir qué cocinar. Al tener comidas preparadas, disfrutas de una cocina más relajada y organizada.

5. Comidas variadas sin esfuerzo: Aunque cocines en grandes cantidades, puedes experimentar con diversas recetas y mantener la emoción en las comidas.

Cómo hacer *batch cooking*

Si quieres lanzarte al *batch cooking*, pero no sabes muy bien cómo empezar, aquí te dejo el paso a paso para que no se te escape nada.

1. Planificación: Elige las recetas y crea un plan de comidas para la semana.

2. Compras eficientes: Haz una lista detallada de ingredientes y compra la cantidad adecuada para aprovechar ofertas y descuentos.

3. Preparación en lotes: Cocina grandes cantidades de proteínas, cereales y verduras en una sola sesión.

4. Almacenamiento: Guarda porciones individuales en recipientes herméticos para mantener la frescura.

5. Congelación: Congela lo que no se consumirá pronto, así mantendrás las comidas listas para tomar.

EL PASO A PASO

1 | PLANIFICACIÓN

Elige tus recetas y crea un plan de comidas.

2 | HAZ LA COMPRA

Haz una lista de ingredientes y compra en cantidad.

3 | LA PREPARACIÓN

Cocina grandes cantidades de proteínas, carbohidratos y verduras.

4 | ALMACENAMIENTO

Guarda porciones individuales en recipientes herméticos.

5 | CONSERVACIÓN

¡Listo para la semana! Congela lo que no usarás pronto.

EL *BATCH COOKING* NO SOLO ES UNA TÉCNICA CULINARIA, SINO UNA FILOSOFÍA QUE TE PERMITE TOMAR EL CONTROL DE TU ALIMENTACIÓN Y TU TIEMPO.

TRUCOS DE COCINA QUE TE HARÁN EL CAMBIO FACILÍSIMO

Mi consejo
Congela en raciones individuales
No recalientes las comidas más de una vez
Descongela el día anterior y siempre dentro de la nevera
No vuelvas a recongelar las comidas descongeladas
Invierte en recipientes herméticos de cristal

Al incorporar el *batch cooking* en tu vida, no solo simplificarás la rutina culinaria, sino que también disfrutarás de comidas deliciosas y saludables todos los días.

TERCERA PARTE

EL CICLO DEL BIENESTAR: ACTÍVATE, RELÁJATE, RENUÉVATE

Capítulo 7
Muévete cada día

Una vez compartí una publicación en Instagram sobre un estudio que demostraba que hacer ejercicio alargaba la esperanza de vida y me dejaron este comentario: «Mmm, mis abuelos nunca hicieron ejercicio y vivieron más de cien años, explícame eso».

Por supuesto, le contesté y se lo expliqué con todo detalle, igual que te lo explicaré a ti también por si no habías reparado en ello.

Tus abuelos vivieron en una época muy diferente. No se pasaban horas en el sofá viendo series ni consumían redes sociales. No cogían el coche para todo ni tampoco tenían ascensor en casa. Tampoco trabajaban sentados frente a un ordenador durante jornadas de ocho horas. Su estilo de vida, por naturaleza, era mucho más activo que el nuestro.

Piensa en ello: antes, las actividades cotidianas implicaban mucho más movimiento físico. Ir al mercado, cuidar del huerto, caminar largas distancias para visitar a un amigo o hacer las tareas del hogar sin la ayuda de los «aparatos modernos» que tenemos hoy en día y que, desde luego, nos facilitan la vida.

Todo esto mantenía los cuerpos en constante movimiento. Así que, aunque no iban al gimnasio, el ejercicio estaba integrado en la vida cotidiana de una manera natural y continua.

Hoy en día, sin embargo, muchas de nuestras rutinas diarias implican estar sentados durante largos periodos de tiempo. Trabajamos en oficinas, nos desplazamos en coche y, cuando llegamos a casa, a menudo nos relajamos frente a una pantalla.

Este estilo de vida sedentario puede tener serias consecuencias para la salud física y mental. Aquí es donde entra en juego la importancia del ejercicio.

Hacer deporte: más allá de la longevidad

Hacer deporte no solo aumenta la esperanza de vida, sino que también retrasa la aparición del deterioro funcional físico, cognitivo y afectivo. Esto significa que el ejercicio regular puede mantener el cuerpo y la mente en mejor forma durante más tiempo.

EL EJERCICIO NO SOLO AÑADE MÁS AÑOS DE VIDA, SINO TAMBIÉN MÁS VIDA A TUS AÑOS.

Imagina sentirte con más energía, dormir mejor, tener una mente más clara y un estado de ánimo más alegre. Todo esto es posible con el deporte. Además, mejora la salud cardiovascular, fortalece los músculos y huesos, y hasta puede ayudarte a mantener el peso bajo control.

¡Es como un elixir mágico que te hace sentir genial por dentro y por fuera!

Beneficios físicos, mentales y emocionales del deporte

Hacer ejercicio de forma regular es uno de los mejores favores que puedes hacerte. Incorpora el deporte en dosis diarias y ya verás lo bien que te sientes. Si aún no te he convencido, lee cuántos beneficios puedes obtener a través de él.

Los beneficios físicos del deporte

• **Mejora la salud cardiovascular:** El ejercicio fortalece el corazón, mejora la circulación sanguínea y reduce el riesgo de enfermedades cardiovasculares. El corazón se vuelve más eficiente, lo que significa que puede bombear más sangre con menos esfuerzo.

• **Fortalece los músculos y huesos:** El entrenamiento de resistencia y los ejercicios con peso corporal ayudan a mantener los músculos y los huesos fuertes, lo cual es crucial a medida que envejecemos. Esto puede prevenir condiciones como la osteoporosis y la sarcopenia (pérdida de masa muscular).

• **Controla el peso:** Estar en movimiento es una de las maneras más efectivas de mantener un peso saludable. La actividad física ayuda a quemar calorías y acelera el metabolismo, lo que facilita perder peso y mantenerlo.

• **Mejora la flexibilidad y el equilibrio:** Actividades como el yoga y el pilates no solo fortalecen los músculos, sino que también mejoran la flexibilidad y el equilibro, lo cual es vital para prevenir caídas y lesiones.

Beneficios mentales y emocionales del deporte

• **Reduce el estrés y la ansiedad:** Hacer deporte libera endorfinas, las conocidas «hormonas de la felicidad», que pueden ayudarte a sentirte más relajado y positivo. Después de un buen entrenamiento, es común sentir una sensación de bienestar y menos estrés.

• **Mejora la calidad del sueño:** Las personas que hacen ejercicio con regularidad tienden a dormir mejor. El ejercicio puede ayudarte a conciliar el sueño más rápido y a disfrutar de un sueño más profundo y reparador.

• **Aumenta la autoestima y la confianza:** Lograr tus objetivos puede ser muy gratificante y puede mejorar la autoestima. Ya sea correr un kilómetro más, levantar un poco más de peso o ir a esa clase que no te apetecía, cada pequeño logro te hace sentir más fuerte y capaz.

• **Estimula la función cognitiva:** El ejercicio regular ha demostrado mejorar la memoria, la atención y la velocidad de procesamiento del cerebro. Esto se debe en parte a que el ejercicio aumenta el flujo sanguíneo del cerebro y fomenta el crecimiento de nuevas células cerebrales.

Cómo el deporte puede mejorar tu vida

La clave para integrar el deporte en la rutina diaria es encontrar una actividad que disfrutes. No tiene que ser una maratón ni una sesión intensa de entreno en el gimnasio. Puede ser tan simple como salir a caminar, bailar, nadar, montar en bicicleta o practicar un deporte que te guste. Lo importante es moverte y mantenerte activo.

Si aún te cuesta encontrar motivación, piensa en el ejercicio como una inversión de futuro. Cada minuto que dedicas a moverte es un minuto que estás invirtiendo en salud y bienestar.

Recuerda: no se trata de hacer ejercicio de manera obsesiva ni de seguir la última moda en *fitness*. Se trata de encontrar un equilibrio que funcione para ti, de integrar el movimiento en la rutina diaria de una manera que sea sostenible y disfrutable. Y, sobre todo, se trata de cuidar cuerpo y mente para que puedas vivir una vida larga, saludable y feliz.

Así que la próxima vez que alguien te diga que sus abuelos vivieron hasta los cien años sin hacer ejercicio, podrás explicarles que, aunque ellos no fueran al gimnasio, su estilo de vida activo era una forma de ejercicio constante. Y que hoy en día necesitamos hacer un esfuerzo consciente para movernos más y cuidar de nuestra salud en un mundo que nos empuja cada vez más hacia el sedentarismo.

¡Levántate, muévete y empieza a disfrutar de todos los beneficios que el deporte puede ofrecerte!

Tu cuerpo y tu mente te lo agradecerán.

Toma nota
Casos hipotéticos (pero muy reales):

Adiós al estrés diario
Laura, una madre trabajadora, decide probar una clase de yoga en el parque para combatir el estrés. Poco a poco, siente que el estrés se va cada vez que respira hondo. Después de la clase, se siente renovada y con más energía para enfrentar el día a día.

Mejor sueño
Carlos, que siempre ha tenido problemas para dormir, empieza a correr por las mañanas. Después de unas semanas, no solo tiene más energía durante el día, sino que también duerme mejor por las noches. Sus noches de insomnio se reducen y se despierta descansado.

Fortalece amistades
Ana y Marta, amigas desde la universidad, deciden hacer senderismo juntas los fines de semana. Este nuevo hábito no solo las mantiene activas, sino que también fortalece su amistad y les permite pasar tiempo de calidad juntas.

Aumento de la productividad

Raúl trabaja en una oficina y se siente fatigado. Empieza a hacer ejercicio durante la hora del almuerzo. Después de unas semanas, tiene más energía y se siente más centrado y productivo en el trabajo.

Combate la depresión

Lucía, que lucha contra la depresión, empieza a ir a clases de zumba. La música y el movimiento le aportan una distracción positiva. El ejercicio regular se convierte en una parte esencial de su tratamiento, la ayuda a gestionar mejor los síntomas.

Mantenerse activo en la vejez

El abuelo Antonio, tras jubilarse, se une a un grupo de caminatas para personas mayores. Las caminatas regulares lo ayudan a mantenerse en forma y a disfrutar de una vida social activa. Ahora se siente más joven y enérgico.

Rutina saludable para niños

Sofía inscribe a sus hijos en una clase de natación para reducir el tiempo que pasan frente a las pantallas. Los niños, además de aprender a nadar, tienen más energía, duermen mejor y se muestran más felices y activos.

Estos ejemplos muestran que el deporte puede integrarse en nuestra vida diaria de maneras significativas. No se trata solo de ir al gimnasio, sino de encontrar actividades que disfrutemos y que podamos mantener a largo plazo.

Recuerda, cada pequeño paso cuenta. No importa cuál sea el punto de partida, lo importante es comenzar y encontrar lo que funcione mejor para ti. Al final del día, el deporte no solo mejora la salud, sino que también nos enriquece la vida.

Cómo crear una rutina de ejercicio

Si no tienes integrado todavía el ejercicio en tu rutina o te cuesta ser constante, no te preocupes, estoy aquí para ayudarte. Lo principal es encontrar una actividad que disfrutes y empezar poco a poco a practicarla. ¿Te gusta bailar? Prueba una clase de zumba. ¿Prefieres algo más tranquilo? El yoga puede ser perfecto para ti.

Lo importante es ser constante. Planifica las sesiones de ejercicio como si fueran citas importantes, ¡pues lo son! La clave también está en la regularidad, no en la intensidad. Puedes empezar con sesiones cortas de 10-15 minutos y luego ir aumentando el tiempo a medida que te vayas soltando y sintiéndote más cómodo.

Diez minutos
son mejor que nada.
Un día es mejor que ninguno,
un poco es mejor que nada.

**EMPIEZA CON
UNA SENTADILLA.
EMPIEZA CON
TRES PASOS MÁS.
EMPIEZA HOY,
REPITE MAÑANA.**

Consejos para moverte más durante el día

- **Usa las escaleras:** Olvídate del ascensor. Subir y bajar escaleras es un ejercicio excelente.
- **Camina mientras hablas por teléfono:** Aprovecha las llamadas largas para moverte un poco.
- **Estiramientos en la oficina:** Si trabajas sentado, toma descansos para estirarte y moverte cada hora. Mi truco es ponerme recordatorios en el móvil.
- **Aparca más lejos:** Cuando vayas al supermercado o al trabajo, aparca un poco más lejos para caminar más.
- **Haz ejercicio en casa:** No necesitas un gimnasio. Usa vídeos de YouTube o aplicaciones de ejercicio para entrenar en casa. Así te será mucho fácil encontrar el hueco en el día.
- **Ponte pequeños retos diarios:** Por ejemplo, hacer diez sentadillas mientras cae el café de la mañana o estirar antes de ir a dormir.
- **Limpieza activa:** Transforma las tareas del hogar en oportunidades para moverte. Pon música y baila mientras lo haces. Además, será mucho más motivador.

Grounding: descálzate y conecta

Si me sigues por Instagram, sabrás que yo siempre intento entrenar en casa descalza. Aunque mi vida haya sido una constante lucha con mi madre (¡las madres!) porque no fuera descalza por la casa, te adelanto que está repleto de beneficios.

Entrenar descalzo no es solo una moda, es una forma de reconectar con nuestra esencia natural y aprovechar todos los beneficios que la naturaleza nos ofrece. Al dejar las zapatillas a un lado, permitimos que los pies trabajen como están diseñados, lo que mejora el equilibrio, la fuerza y la postura.

Descalzarte para entrenar tiene muchos beneficios, entre ellos:

• **Conexión natural:** Los pies están diseñados para estar en contacto directo con el suelo. Al entrenar con los pies libres, recuperamos esa conexión natural que se ha perdido con el uso constante de calzado. Sentir el suelo bajo los pies nos ayuda a mejorar el equilibrio y la coordinación. Cada vez que los pies tocan el suelo, reciben señales que ayudan al cerebro a ajustar la postura y el movimiento, lo que hace que los ejercicios sean más efectivos y seguros.

• **Mejora del equilibrio y la propiocepción:** Cuando entrenas sin calzado, los pies trabajan más para mantener el equilibrio, lo que fortalece los músculos estabilizadores y mejora la propiocepción, es decir, la percepción de la posición y el movimiento del cuerpo en el espacio. Esto no solo te ayuda a rendir mejor en los entrenamientos, sino que también puede prevenir lesiones, ya que controlas mejor los movimientos.

• **Fortalece los pies y tobillos:** Usar calzado todo el tiempo puede debilitar los músculos de pies y tobillos, ya que no se usan tanto como se debería. Entrenar sin calzado fortalece estos músculos, lo que a su vez puede mejorar el rendimiento deportivo y reduce el riesgo de lesiones.

- **Mayor sensibilidad y estimulación:** Los pies tienen una gran cantidad de terminaciones nerviosas que se activan cuando están en contacto directo con el suelo. Esta estimulación puede mejorar la circulación sanguínea y proporcionar una especie de masaje natural que resulta muy beneficioso.
- **Mejora de la postura:** El calzado puede afectar de manera negativa a la postura y la forma en que caminas y te mueves. Al entrenar sin este, el cuerpo se alinea de manera más natural, lo que puede corregir desequilibrios posturales y mejorar la mecánica del movimiento.

¿Qué? ¿Cómo te quedas? ¿Merece la pena o no? Pues eso no es todo, si te animas puedes ir incluso un paso más allá, y lanzarte al «*grounding*». Se trata de una práctica que no solo beneficia al cuerpo, sino también a la mente.

Conecta con la naturaleza

¿Alguna vez has sentido esa sensación de tranquilidad al caminar con los pies descalzos sobre la hierba fresca o la arena de la playa? Bueno, pues no es solo tu imaginación. Hay estudios científicos que respaldan esta sensación tan agradable.

Aquí es donde el *grounding* entra en juego. Se traduce como «poner los pies en la tierra» y es una práctica que consiste en caminar sin calzado sobre superficies naturales como la tierra, la hierba o la arena.

Esta conexión directa con la tierra no solo nos hace sentir bien, sino que también tiene una serie de beneficios sorprendentes para la salud.

¿Sabías que caminar con los pies descalzos en la naturaleza puede reducir los niveles de cortisol, la hormona del estrés, en el cuerpo o que la conexión con la tierra puede aumentar los niveles de energía al equilibrar las cargas eléctricas en el cuerpo?

El estudio

Hace unos años, un grupo de investigadores curiosos decidió investigar más a fondo los beneficios del *grounding*. Este estudio, publicado en el *Journal of Environmental and Public Health*, se centró en que el simple acto de caminar con los pies descalzos sobre superficies naturales podía impactar en la salud.

Lo que hicieron fue bastante interesante. Reunieron a un grupo de personas y les pidieron que caminaran descalzas sobre césped, tierra y arena durante unos minutos cada día. No se trataba de una práctica complicada, solo caminar sin calzado, algo que todos podemos hacer.

Después de varias semanas, los investigadores comenzaron a notar algunos cambios notables en los participantes. Primero, vieron que los niveles de cortisol, la hormona del estrés, habían disminuido de manera significativa. Así es, solo caminar descalzos los ayudó a reducir el estrés.

Imagina esto: ¡un paseo relajante al aire libre podría ser lo único que necesitas para calmar los nervios!

Además, quienes participaron experimentaron mejoras en el

sueño. Muchas personas dijeron que tenían un sueño más profundo y que se despertaban sintiéndose más descansados. Según los investigadores, el *grounding* ayuda a regular los ritmos circadianos, esos relojes internos que controlan los ciclos de sueño y vigilia.

Así que, ¿qué podemos aprender de este estudio? Básicamente, que algo tan simple como caminar sin calzado puede tener un impacto significativo en la salud y el bienestar.

La próxima vez que sientas estrés o tengas problemas para dormir, intenta pasar unos minutos con los pies descalzos en el jardín, la playa o el parque más cercano. Puede que descubras una nueva forma de mejorar la salud sin esfuerzo. Al fin y al cabo, los cuerpos están diseñados para estar en contacto con la naturaleza. Entonces ¿por qué no aprovecharlo?

Capítulo 8
Dale al cuerpo el descanso que merece

¿Alguna vez te ha ocurrido que, incluso después de haber dormido toda la noche, sientes muchísimo cansancio durante el día?

Seguro que sí, porque a todo el mundo nos ha pasado en alguna ocasión. El estrés, las responsabilidades diarias y esa interminable lista de cosas por hacer nos llevan a descuidar algo tan esencial como el descanso.

A continuación, hablaremos sobre por qué es tan importante y cómo puedes mejorar tu rutina para que el cuerpo y la mente se recuperen de manera adecuada, pues no es lo mismo dormir que descansar.

El ciclo circadiano: cómo regular el reloj interno

Para empezar, déjame que te hable sobre el ciclo circadiano. Es nuestro reloj biológico, el que regula cuándo debemos estar despiertos y cuándo es hora de ir a dormir.

Imagina un reloj dentro de ti que marca no solo las horas del día, sino también cuándo deberías comer, cuándo necesitas descansar y cuándo es el momento de tener más actividad.

Eso es justo lo que hace el ciclo circadiano y, aunque suena un poco técnico, es algo que todas las personas tenemos dentro y que influye muchísimo en cómo nos sentimos y funcionamos día a día.

Podríamos decir que es como el director de orquesta del cuerpo, el que debe asegurarse de que todos los «instrumentos» toquen en armonía. ¿Y qué ocurre si lo ignoramos? Pues que la música deja de ser una melodía armoniosa para convertirse en puros ruidos desincronizados y desafinados. Enseguida lo entenderás a la perfección.

¿Qué es el ciclo circadiano?

El ciclo circadiano es un ritmo biológico que dura unas 24 horas y regula muchas funciones del cuerpo.

Este «reloj interno» se encuentra en una parte del cerebro llamada el «núcleo supraquiasmático», situado en el hipotálamo. Recibe las señales de luz y oscuridad a través de los ojos y, basándose en esa información, ajusta nuestro ciclo diario de sueño y vigilia, así como otros procesos corporales como la liberación de hormonas, la temperatura corporal y la digestión.

Durante el día, la luz del sol le indica a nuestro ciclo circadiano que debemos mantenernos en vigilia. La exposición a la luz brillante al levantarnos nos ayuda a retrasar la liberación de melatonina, la hormona del sueño, y a aumentar a su vez los niveles de cortisol, que nos mantiene alertas.

A medida que el día avanza y la luz disminuye, nuestro cuerpo empieza a prepararse para el descanso, aumenta la producción de melatonina y baja los niveles de cortisol.

¿Por qué es tan importante el ciclo circadiano?

Mantener un ciclo circadiano regular es crucial para la salud y el bienestar. Cuando este ritmo está alineado con el entorno natural (días de luz y noches de oscuridad), el cuerpo funciona de manera óptima.

Sin embargo, la vida moderna puede desincronizar este reloj interno y causar problemas como insomnio, fatiga crónica, trastornos del estado de ánimo y otras enfermedades.

Es decir, que ignorar el ciclo circadiano puede mermar la calidad de vida en general más de lo que piensas.

¿Cómo puedes ajustarlo para que funcione bien?

Durante el día:

• **Despiértate a la misma hora todos los días:** Sí, incluso los fines de semana. Esto ayuda al cuerpo a establecer un ritmo constante.

- **Recibe luz natural por la mañana:** Sal a caminar al aire libre o asómate por la ventana sin más. La luz del sol es fundamental para regular el reloj interno.
- **Haz ejercicio con regularidad:** La actividad física ayuda a sincronizar el reloj interno, pero es importante que evites hacer ejercicio intenso a última hora de la tarde, pues puede activarte y dificultar el momento de ir a dormir.
- **Evita las siestas largas:** Si necesitas una siesta, que sea corta, de unos veinte o treinta minutos.

Durante la noche:

- **Establece una rutina relajante:** Crea hábitos nocturnos que le indiquen al cuerpo que es hora de prepararse para dormir. Podría ser leer un libro, darse un baño caliente, o meditar.
- **Evita la luz artificial fuerte durante la noche:** La luz de las pantallas de teléfonos, ordenadores y televisores puede confundir al cerebro y hacerle creer que todavía es de día. Considera el uso de gafas de bloqueo de luz azul si necesitas usar dispositivos electrónicos por la noche y trata de evitarlos al menos una hora antes de acostarte.

Mi consejo
En mi perfil de Instagram tienes un vídeo en el que te explico cómo se activa el filtro rojo o el modo noche del móvil.

- **Usa luz roja o tenue:** La luz roja tiene menos impacto en la producción de melatonina, por lo que es una opción mejor si necesitas iluminación por la noche. Mi recomendación: Yo tengo bombillas rojas en las lámparas de luz de ambiente en casa y unos detectores de luz roja por el pasillo para cuando me quedo dormida en el sofá o tengo que ir al baño a medianoche. También pueden resultarte útiles las lámparas pequeñas de ambiente que se usan para los dormitorios de los bebés.
- **Mantén una temperatura fresca en tu habitación:** Lo ideal es mantenerla entre 15 y 19 °C. Un ambiente fresco facilita el sueño profundo.
- **Limita las comidas pesadas antes de dormir:** Comer mucho o muy tarde puede dificultar la digestión y alterar el sueño.
- **Evita la cafeína y el alcohol:** Sobre todo en las horas previas a dormir. Ambas sustancias pueden interferir en la capacidad para conciliar el sueño y mantener un sueño profundo.

¿Qué ocurre cuando duermes poco?

Dormir es una necesidad biológica que tiene un impacto directo en la salud física y mental. Cuando no duermes lo suficiente, los efectos se sienten en todo el cuerpo, desde el cerebro hasta el corazón, pasando por el sistema inmunológico e incluso el peso. Veamos con más detalle cómo influye en todas estas funciones.

Los beneficios de un buen descanso

No infravalores lo que una noche de sueño puede hacer por ti. Tal vez se trate, de hecho, de lo más productivo que puedes hacer para preservar la salud. ¿No me crees? Pues sigue leyendo y descubre todos los beneficios de dormir lo suficiente.

• **Eliminación de toxinas:** Durante el sueño profundo, el cerebro se encarga de un proceso fundamental que es limpiarse a sí mismo de toxinas. Lo hace a través del sistema glinfático, una red parecida al sistema linfático, pero que se dedica en exclusiva al cerebro. Las células gliales, que son las responsables de esta limpieza, trabajan solo cuando dormimos. Eliminan proteínas y desechos que, si se acumulan, se relacionan con enfermedades como el alzhéimer.

• **Consolidación de la memoria:** Durante las fases del sueño, en especial en la fase REM (cuando soñamos), el cerebro trabaja duro para consolidar la memoria y mejorar las habilidades. En esta fase se optimizan los procesos cognitivos y se regeneran los tejidos cerebrales. Si duermes mal, te notarás menos ágil a nivel mental y todo te costará más.

• **Corazón sano:** Si no duermes lo suficiente, el equilibrio hormonal se altera y el cortisol, la hormona del estrés, entra en escena. Esta no solo afecta al estado de ánimo y al nivel de concentración, sino que también eleva la presión arterial y la frecuencia cardiaca, lo que hace que aumente el riesgo de sufrir problemas cardiacos. En otras palabras, un mal descanso puede hacer que el corazón pague el precio.

• **Protección ante virus e infecciones:** Un nivel alto de cortisol puede deprimir nuestras defensas, lo que nos hace más vulnerables ante infecciones, gripes y otras enfermedades. Así que ya sabes: una noche de buen sueño puede ser tu mejor escudo contra virus.

• **Mantener un peso saludable:** Descansar bien puede ayudarte a regular la leptina, la hormona que suprime el apetito. Cuando no dormimos lo suficiente, esta hormona disminuye y el cuerpo empieza a desear más comida, sobre todo alimentos altos en calorías. Esa sensación de «apetito voraz» después de una noche de mal sueño es real y puede contribuir al aumento de peso a largo plazo.

Consejos para mejorar el descanso

Aprender a bajar el ritmo puede resultarte complejo al principio, en especial si llevas una vida demasiado ajetreada y estresante. Aquí tienes algunas ideas que puedes poner en práctica para que te resulte más sencillo conciliar el sueño.

• **Aceites esenciales:** El olor a lavanda y a romero tienen un efecto calmante. Mezcla en un espray difusor aceites esenciales con agua y rocía la almohada y las sábanas antes de ir a dormir.

• **Infusiones calientes:** Beber una taza de infusión de manzanilla o valeriana antes de acostarte puede ayudarte a conciliar mejor el sueño. Aunque también puede hacer que te tengas que levantar al baño a medianoche, así que te recomiendo que lo tomes una hora antes de irte a la cama.

• **Crea una rutina nocturna y procura ceñirte a ella:** Intenta mantener una rutina constante durante las noches, incluso cuando te cambien los horarios, como en vacaciones o durante los fines de semana. Ya sabes, en la medida de lo posible y sin obsesionarte. Aquí también puedes aplicar el método 80-20% y ser flexible cuando las circunstancias lo requieran.

• **Controla la exposición a la luz:** Usa cortinas opacas si necesitas dormir durante el día o si hay mucha luz exterior durante la noche.

• **Crea un ambiente propicio para el sueño:** Además de mantener una temperatura adecuada, asegúrate de que la habitación esté tranquila y oscura. Puedes usar tapones para los oídos, un antifaz para los ojos o máquinas de ruido blanco para mejorar la calidad del descanso.

• **Gestiona el estrés:** Practicar técnicas de relajación como la respiración profunda, la meditación o el yoga puede ayudarte a reducir el estrés y mejorar la capacidad para dormir.

• **Sé paciente y persistente:** Ajustar el ciclo circadiano puede tomar tiempo, sobre todo si has tenido hábitos irregulares durante mucho tiempo. Sé constante con las nuevas rutinas y dale al cuerpo tiempo para adaptarse.

UN BUEN DESCANSO NO ES UN LUJO, ES UNA NECESIDAD.

Cuando el ciclo circadiano está en equilibrio, notarás una serie de beneficios en la rutina diaria:

• Te despertarás sintiendo que has descansado más y con más energía para enfrentarte el día.

• Te mejorará el estado de ánimo, pues dormir bien puede reducir la irritabilidad y mejorar el estado emocional. Tendrás más concentración y serás más eficiente a la hora de realizar las tareas diarias.

• El cuerpo funcionará mejor en general, incluyendo procesos como la digestión y el metabolismo.

Practica el *clean sleeping*

Literalmente, *clean sleeping* significa «dormir limpio». Es un concepto que respalda la ciencia y que subraya la importancia de un sueño de calidad para el bienestar físico, mental y emocional.

Un buen descanso influye en el metabolismo, las hormonas y hasta en la piel. Esto corrobora que dormir bien no es solo un lujo, sino una necesidad para sentirse y verse mejor.

Ya te he contado que mientras dormimos, nuestro cerebro organiza, procesa y «limpia» la información almacenada durante el día. Piensa en ello como una especie de mantenimiento mental: el cerebro se deshace de lo innecesario y clasifica lo importante, lo que te ayuda a recordar, aprender y a ser más creativo.

Tenlo en mente

No es casualidad que grandes empresas como Google o Nike hayan apostado por incluir tiempos de descanso en las rutinas de trabajo, pues saben que un empleado bien descansado es más eficiente, innovador y feliz.

Sueño y deporte: el elixir de la salud y la longevidad

Para los deportistas de élite, el sueño es tan importante como el entrenamiento físico para mantenerse en plena forma.

En las Olimpiadas de Londres 2012, los atletas británicos lograron un rendimiento impresionante gracias a la mejora de su descanso.

Equipos como el Real Madrid y franquicias de la NBA también implementan programas de *sleep coaching* porque han comprobado que un buen descanso marca la diferencia entre el éxito y el fracaso.

Y no, no necesitas ser deportista de élite para aprovechar estos beneficios: todos podemos mejorar nuestra fuerza, coordinación y recuperación física tan solo durmiendo mejor.

El *clean sleeping* es una apuesta segura si quieres, espero que sí, tener una vida más larga y saludable. Estudios científicos han demostrado que quienes duermen bien no solo viven más, sino que lo hacen con una calidad de vida superior y disfrutan de cada día con más energía y bienestar.

DESCANSAR NO ES SOLO DORMIR, ES INVERTIR EN TI.

Infusiones relajantes para dormir mejor

Beber alguna de estas infusiones al menos unos treinta minutos antes de acostarte puede ayudar a tu cuerpo a prepararse para el descanso. La constancia es clave para lograr una mejora en la calidad del sueño.

Crea un ambiente relajante en el espacio de descanso, con luz tenue y música suave, para potenciar el efecto calmante de las infusiones.

Es importante que no las tomes demasiado calientes, ya que el calor extremo puede aumentar la temperatura corporal y dificultar el descanso.

• **Manzanilla:** Es conocida por sus efectos antiinflamatorios, ansiolíticos y relajantes. Su principal componente, la apigenina, actúa sobre los receptores cerebrales, lo que promueve la somnolencia y la calma mental. Además de los efectos relajantes, la manzanilla también es excelente para aliviar problemas digestivos leves, lo que puede ser útil si el malestar estomacal interfiere con el sueño.

- **Valeriana:** Es un poderoso sedante natural. Su capacidad para aumentar los niveles de GABA (ácido gamma-anminoburitio) en el cerebro ayuda a reducir la ansiedad y promueve la relajación muscular, lo que facilita conciliar el sueño antes.

- **Tila:** Es muy popular por sus propiedades sedantes y su capacidad para calmar los nervios. Es ideal para aquellas personas que experimentan ansiedad o estrés antes de acostarse, ya que favorece un estado de relajación mental y física.

- **Pasiflora o flor de la pasión:** Se trata de una planta conocida por sus propiedades ansiolíticas y sedantes. Se utiliza para tratar el insomnio leve y la ansiedad, ya que incrementa los niveles de GABA en el cerebro, lo que ayuda a calmar la mente y promover un sueño reparador.

- **Melisa o toronjil:** Es una hierba con propiedades relajantes que ayuda a reducir el nerviosismo y la ansiedad. También es útil para aliviar la indigestión o el malestar estomacal, que a menudo interfieren con el sueño.

- **Rooibos:** No contiene cafeína y es rico en antioxidantes. Es conocido por su capacidad para reducir el estrés oxidativo y relajar el sistema nervioso, lo que promueve un descanso profundo y reparador.

Capítulo 9
Controla el estrés y la ansiedad

Ya te he hablado antes de la fuerte conexión que hay entre el intestino y el cerebro, y que justo la causa de la mayoría de mis problemas intestinales era la mala gestión que hacía del estrés.

Tal vez sigas preguntándote: ¿Qué tiene que ver la hinchazón y el malestar estomacal con las emociones? Pues, por experiencia propia y tras mucho investigar, te puedo asegurar que, cuando sentimos estrés, el cuerpo entra en un estado de alerta, libera hormonas, como el cortisol, que pueden hacer que el sistema digestivo se vuelva un poco loco.

Como ya te he contado antes, el intestino y el cerebro están conectados por el nervio vago, una autopista de información que va en ambos sentidos. Si el cerebro está en modo «pánico», nuestros intestinos lo sienten, y viceversa.

Este descubrimiento supuso un cambio radical en mi vida. Me di cuenta de que, para mejorar la salud intestinal, tenía que empezar por cuidar de mi salud mental, para lo que tenía que aprender a gestionar el estrés y la ansiedad.

Cuando estamos estresados, nos resulta más difícil concentrarnos, nos cuesta más trabajar y nuestras relaciones pueden deteriorarse.

Pero el problema no se acaba ahí: el estrés y la ansiedad no solo afectan a la mente y al intestino, sino que también pueden tener un impacto significativo en el resto del cuerpo. Cuando se cronifican, pueden dar lugar a dolores de cabeza, insomnio y hasta enfermedades graves como la hipertensión o patologías cardiacas.

En el mundo en el que vivimos, con presiones y expectativas altas, es normal que sintamos que no hay suficiente tiempo en el día para hacer todo lo que necesitamos. Por ello que aprender a gestionar el estrés no es un lujo, sino una necesidad. En las próximas páginas, te desvelaré cómo puedes hacerle frente de forma efectiva.

Cultiva relaciones sociales bonitas

A lo largo del libro, te he hablado de diferentes hábitos que debes incorporar para llevar una vida sana: comer de forma saludable, descansar, hacer ejercicio... Pero hay algo tan importante como todas estas cuestiones de lo que todavía no habíamos hablado: las relaciones sociales.

Las conexiones humanas son esenciales para el bienestar emocional y mental. Tener amistades y familiares con quienes compartir momentos, tanto buenos como malos, nos brinda esa felicidad tan saludable y necesaria.

Está demostrado que cultivar relaciones sociales sanas y bonitas nos ayuda a reducir el estrés. Cuando sentimos estrés o tristeza, hablar con alguien de confianza puede ser un gran alivio. Estas interacciones positivas estimulan la producción de oxitocina, una hormona que reduce la ansiedad y nos hace sentir bien.

Cambia el plan

Sin embargo, ¿cuántas veces quedar con amistades es sinónimo de estar horas con el culo sentado en un bar tomando cerveza tras cerveza y engullendo patatas bravas sin parar?

Hay mil maneras más de disfrutar de las amistades de formas mucho más saludables y creativas.

Toma nota

Aquí te doy algunas ideas para socializar de manera diferente y divertida, pero perfecta para desarrollar un estilo de vida más saludable.

Caminatas y senderismo: ¿Por qué no cambiar el bar por una caminata en la naturaleza? Planificar una salida de senderismo con colegas es una excelente manera de disfrutar del aire libre mientras haces ejercicio.

Además, las conversaciones se vuelven más profundas cuando caminas y observas el entorno. Y, por si fuera poco, estar en la naturaleza tiene efectos relajantes y revitalizantes.

Un día de cocina saludable: Organiza un plan de cocina saludable en casa. Invita a tus colegas a aprender nuevas recetas y a disfrutar de una comida casera y nutritiva.

Cocinar en compañía no solo es divertido, sino que también puede ser educativo y una excelente manera de fomentar hábitos alimenticios saludables en tu entorno. ¡Cuéntale a la gente todo lo que has aprendido con este libro!

Deporte en equipo: Participar en deportes en equipo es una manera genial de socializar mientras te mantienes activo. Buscad un deporte que os motive y organiza partidos.

Pícnic saludable en la playa: Si os vais a pasar un día de playa, olvídate de los procesados y apuesta por *snacks* saludables como verdura cortada, gazpacho, frutos secos, frutas, ensaladas... Las opciones son infinitas, pero ya te he dado algunas ideas en el capítulo 5. Recuerda: si no los compras, no los comes.

Estos son solo algunos ejemplos divertidos, pero con un poco de creatividad y planificación, seguro que se te ocurren mil planes para disfrutar de la compañía de amistades y familiares de maneras que también beneficien tu salud.

Eso sí, ten en cuenta que es tan importante tener una vida social activa como saber disfrutar de todos esos planes, así que no te sientas mal por rechazarlos cuándo no te apetezcan.

Atrévete a decir «no»

Seguro que más de una vez te has visto en esta situación: te invitan a un plan que no te apetece nada, pero la presión social te puede y acabas diciendo que sí por miedo al qué dirán. Tranqui, los demás también hemos estado ahí. A veces, parece que decir «no» es un pecado, como si fuéramos a decepcionar a la gente o a quedar mal. Pero ¿sabes qué? Aprender a decir «no» es una de las mejores cosas que puedes hacer por ti.

Rechazar algo no significa que seas mala persona, egoísta o descortés. Al contrario, significa que te respetas lo suficiente como para priorizar tu bienestar.

Vamos a ver cómo puedes empezar a hacerlo de manera natural y sin sentirte culpable.

• **Escucha tu voz interior:** Primero, es importante que aprendas a escuchar tu voz interior. ¿De verdad quieres ir a esa fiesta o preferirías quedarte en casa viendo una película? Si tu cuerpo y mente te están diciendo que necesitas descansar, ¡escúchalos! No hay nada de malo en preferir un plan tranquilo.

• **Exprésate con sinceridad y claridad:** No necesitas inventarte excusas elaboradas. En ocasiones, un simple «gracias por invitarme, pero hoy prefiero descansar» es suficiente. Expresarte de manera asertiva es mucho mejor que inventar una excusa que luego te haga sentir culpable o presa de una mentira. La honestidad es la mejor política y la gente que de verdad te quiere lo entenderá.

- **Ofrece alternativas:** Si te sientes mal por rechazar una invitación, puedes ofrecer una alternativa. Por ejemplo, «No puedo quedar esta noche, pero ¿qué tal si nos vemos para un café mañana?». Esto muestra que te importa la relación y que te interesa pasar tiempo con ellos, solo que en otro momento que te convenga más.

Al final del día, decir «no» es también una forma de autocuidado. No puedes complacer a todo el mundo todo el tiempo y está bien priorizar tu propio bienestar. Si estás constantemente diciendo «sí» solo para agradar a otras personas, te agotarás y te resentirás.

En cambio, cuando dices «no» a lo que no te apetece, te abres a decir «sí» a lo que de verdad te importa y te hace feliz.

Decir «no» es liberador. Te da el control de tu tiempo y energía, y te permite vivir una vida que disfrutas de verdad. Así que, la próxima vez que te enfrentes a una invitación que no te motiva, recuerda que está bien decir «no».

No es un rechazo a tus amistades, sino un «sí» a ti mismo. ¡Y eso es algo de lo que nunca debes sentirte culpable!

¿Cómo gestionar el estrés?

Imagina un día típico en tu vida. Te despiertas y ya estás pensando en la lista interminable de cosas que tienes que hacer. Las tareas del trabajo, las responsabilidades familiares, los compromisos sociales... Todo se acumula y, antes de que te des cuenta, estás sintiendo esa opresión en el pecho que te dice que te estás estresando.

Si esto te resuena, aquí te dejo algunos consejos prácticos que puedes incorporar en tu rutina diaria para gestionarlo mejor:

• **Organízate el día:** Empieza cada mañana con una lista de tareas. Prioriza lo más importante y trata de no sobrecargarte. Usa herramientas como calendarios o aplicaciones de gestión de tareas para organizarte. Y recuerda: si no llegas a todo, no pasa absolutamente nada. ¡No somos máquinas!

• **Haz pausas regulares:** No te sientas mal por descansar. Cada hora, levántate, estira las piernas y respira hondo. Incluso unos minutos pueden marcar una gran diferencia para que luego incluso produzcas mucho más y de forma más eficiente y enfocada.

• **Muévete:** El ejercicio es una de las mejores formas de liberar el estrés. No tiene que ser algo intenso, una caminata de treinta minutos puede ayudarte a despejarte la cabeza y mejorar el estado de ánimo. Ya te he dado todos los trucos del movimiento en el capítulo 7, pero quería volver a recordarte lo importante que es.

• **Duerme bien:** El sueño es crucial para manejar el estrés. Asegúrate de tener una rutina de sueño regular y un ambiente propicio para descansar bien. Puedes aplicar los consejos del capítulo 8 para ayudarte.

• **Medita:** La atención plena, o *mindfulness*, es una técnica que nos ayuda a vivir el presente y a no dejarnos arrastrar por pensamientos negativos o preocupaciones del futuro.

Practicarlo puede ser tan sencillo como dedicar unos minutos al día a centrarte en la respiración y observar tus pensamientos sin juzgarlos. Yo empecé a practicar la meditación por las noches. Al principio, solo podía concentrarme durante unos pocos minutos, pero poco a poco fui mejorando. La meditación me ayudó a calmar la mente y a estar más presente en el momento. ¡Te lo recomiendo! Puedes usar una aplicación o un canal de vídeos gratuitos para empezar.

Toma nota
Ejercicio de atención plena

1. Encuentra un lugar tranquilo y siéntate cómodamente.
2. Cierra los ojos y concéntrate en la respiración.
3. Inhala hondo por la nariz, cuenta hasta cinco, y exhala despacio por la boca.
4. Si la mente empieza a divagar, tan solo observa esos pensamientos y vuelve a concentrarte en la respiración.

Para ayudarte a llegar a un punto óptimo de relajación, puedes recurrir a esas dos técnicas:

- Relajación progresiva: Tensa y relaja cada grupo muscular del cuerpo, empieza por los pies y termina por la cabeza.
- Visualización: Imagina un lugar tranquilo donde te sientas a salvo y dedica unos minutos a visualizarlo con todos los sentidos.

CONTROLA EL ESTRÉS Y LA ANSIEDAD

El autocontrol también es clave para gestionar el estrés. Esto no significa reprimir las emociones, sino aprender a responder de manera calmada y racional.

Si te encuentras en una situación estresante, intenta dedicar un momento para respirar muy hondo y pensar antes de reaccionar.

Aprender a manejar el estrés y la ansiedad no solo te hará sentir mejor, sino que también mejorará tu salud física y mental a largo plazo.

Tendrás más energía, dormirás mejor y estarás más concentrado y productivo. Además, tus relaciones mejorarán porque tendrás más paciencia y comprensión.

Aprende a reducir la ansiedad por la comida

¿Alguna vez has tenido un día tan estresante que lo único que querías era llegar a casa para darte un capricho? Ese momento en el que piensas: «Me lo merezco», mientras te diriges al congelador para sacar el helado. No solo te pasa a ti; todo el mundo hemos pasado por eso.

La frase «Me lo merezco» refleja a la perfección esa costumbre insana de tratar de recompensarnos con la comida, como si fuera el único premio posible. Después de un día difícil, es natural buscar consuelo en algo que nos haga sentir bien al instante. El problema surge cuando este patrón se vuelve habitual y terminamos recurriendo siempre a alimentos poco saludables. Es crucial romper este ciclo para mejorar la salud física y emocional.

No se trata de negarse un capricho, sino de hacer elecciones más inteligentes y saludables. Si te encuentras en uno de esos momentos en los que sientes que necesitas un premio, en lugar de optar por un helado ultraprocesado, ¿por qué no intentas algo más nutritivo?

Un helado casero, un yogur natural con chocolate y nueces o un bol de fruta fresca pueden satisfacer el antojo sin las consecuencias negativas de los productos procesados.

¿Es hambre emocional o hambre física?

Es importante que aprendas a reconocer cuándo comes por hambre real y cuándo lo haces por emociones.

El hambre física se desarrolla poco a poco, se puede posponer y cualquier alimento puede satisfacerla. Es la necesidad biológica de consumir energía y nutrientes. Sin embargo, el hambre emocional aparece de repente, sientes una necesidad urgente de comer, nos hace desear alimentos específicos (por lo general poco saludables) y suele estar acompañada de emociones como estrés, tristeza o aburrimiento.

Antes de lanzarte a comer lo primero que te entra por los ojos cuando sientes esa necesidad...

• **Haz una pausa:** Antes de comer, detente y pregúntate si de verdad tienes hambre física. ¿Cuándo fue la última vez que comiste? ¿Comerías cualquier cosa o solo anhelas un alimento específico?

CONTROLA EL ESTRÉS Y LA ANSIEDAD

• **Identifica tus emociones:** Trata de identificar qué emoción estás sintiendo. ¿Estrés, aburrimiento, tristeza, ansiedad?

• **Busca alternativas:** Encuentra otras maneras de mejorar las emociones que no impliquen comer. Puedes dar un paseo, hablar con un amigo o hacer ejercicio.

Mindful eating: comer con atención plena

El *mindful eating*, o comer con atención plena, es una técnica que nos ayuda a reconectar con las señales de hambre y saciedad. De paso, también nos ayuda a disfrutar más de la comida, de cada bocado y a escuchar las señales del cuerpo.

Básicamente y para que lo entiendas mejor, se trata de prestar atención a lo que estás comiendo y a cómo te sientes mientras lo comes. En lugar de devorar la comida pensando en otra cosa, mirando el móvil o sin apenas masticar, se trata de ser consciente de cada bocado y disfrutar del momento.

Aquí tienes algunos consejos para ponerlo en práctica:

• **Desconéctate:** Apaga la televisión, guarda el móvil y siéntate a comer en un lugar tranquilo. Sí, sé que suena difícil, pero merece la pena.

• **Observa la comida:** Tómate un momento para observar la comida. Aprecia los colores, las texturas y los aromas en el plato. Es como darle un «me gusta» visual a la comida antes de probarla.

- **Come despacio:** Mastica bien cada bocado y disfruta del sabor. Esto no solo mejora la digestión, sino que también te ayuda a reconocer cuándo te sacias.
- **Escucha al cuerpo:** Presta atención a las señales del cuerpo. ¿Estás comiendo porque tienes hambre o por otra razón? ¿Estás empezando a llenarte? Come cuando tengas hambre de verdad y deja de comer cuando te sacies, no necesariamente hasta reventar.
- **Disfruta del proceso:** Aprecia el acto de comer como una experiencia placentera y nutritiva, no solo como una forma de satisfacer el hambre.

Controlar la ansiedad por la comida no es fácil, pero es posible con un poco de práctica y conciencia.

Comer despacio y masticar bien facilita la digestión y puede reducir molestias, como la hinchazón y la indigestión.

Al tomar más consciencia de lo que comes y por qué lo comes, es menos probable que comas en exceso y, por lo tanto, mejorarás tu composición corporal.

Y, lo mejor de todo, el acto de comer con atención plena puede ser una forma de meditación, puede ayudarte a reducir el estrés y la ansiedad.

Al hacer elecciones más saludables, al reconocer la diferencia entre el hambre física y emocional, y al practicar el *mindful eating*, puedes mejorar tu relación con la comida y, en general, tu bienestar.

Implementar estos cambios en la rutina puede parecer un desafío al principio, pero con el tiempo se convertirán en hábitos naturales.

A medida que te vuelves más consciente de tus elecciones y prestas más atención a las señales del cuerpo, descubrirás que puedes disfrutar de la comida de una manera más saludable y equilibrada, sin que la ansiedad controle tus decisiones alimenticias.

RECUERDA: SE TRATA DE ENCONTRAR UN EQUILIBRIO Y SER AMABLE CONTIGO EN EL PROCESO. ¡TÚ PUEDES HACERLO!

En tres meses puedes tener tres meses de excusas o tres meses de progreso

¡Felicidades por llegar al final del libro! Espero que todo lo que has leído te haya sido útil y que hayas encontrado la motivación para empezar el viaje hacia una vida más saludable.

Recuerda, los cambios significativos no ocurren de la noche a la mañana, pero cada pequeño paso cuenta. La clave está en la constancia y en disfrutar del proceso.

Reflexiona sobre cómo te sientes ahora comparado con cuando comenzaste a leer este libro. Piensa en los pequeños cambios que has implementado y en los beneficios que has notado.

Mantén esa motivación y sigue adelante, sabiendo que cada esfuerzo te acerca más a tus objetivos.

La vida es para disfrutarla y, con los hábitos correctos, puedes encontrar un equilibrio perfecto entre salud y placer.

Sigue escuchando a tu cuerpo, mantén la mente abierta a nuevos aprendizajes y, sobre todo, ¡nunca dejes de cuidarte!

Imagina que tienes tres meses por delante. Esos tres meses pueden ser tres meses de excusas o tres meses de progreso.

¿Qué eliges? Sé que puede sonar un poco duro, pero es la verdad. En el mismo tiempo que podrías pasar diciéndote: «Mañana empiezo», podrías estar viendo y sintiendo los beneficios de una vida más saludable. **¡EMPIEZA HOY!**

Vivimos en una sociedad donde es más fácil comprar una chocolatina que un plátano. Esto está normalizado, pero no significa que debamos conformarnos. Tú tienes el poder de elegir y esas elecciones pueden cambiarte la vida. Cuando apuestas por una alimentación más saludable, un poco de ejercicio, un buen descanso y una mejor gestión del estrés, estás diciendo sí a una mejor versión de ti.

El camino puede no ser fácil, pero te aseguro que cada pasito cuenta y vale la pena.

¡Ánimo y adelante! ¡Tú puedes!

Comparte tu experiencia y mantén la motivación viva conectando con otras personas que también hayan leído este libro.

Sígueme y comparte tus logros en Instagram usando el hashtag **#EmpiezaHoy** y etiquétame en **@mariapespin**.

Compartiendo nuestras experiencias, podemos crear una comunidad de apoyo y motivación, donde celebrar cada pequeño logro.

¡Estoy deseando ver tus progresos y compartir este camino contigo!

Con cariño y confianza en tu éxito,

MARÍA PÉREZ ESPÍN

Bibliografía

ARPONEN, Sari, *¡Es la microbiota, idiota!: Descubre cómo tu salud depende de los billones de microorganismos que habitan en tu cuerpo*, Barcelona, Alienta, 2021.

BANDERA, Borja. *Que los hábitos sean tu medicina: Consejos atemporales para optimizar tu salud y prevenir la enfermedad*, Barcelona, Grijalbo, 2023.

BARBOSA GRANADOS, Sergio Humberto y Ángela María Urrea Cuéllar. «Influencia del deporte y la actividad física en el estado de salud físico y mental», *Katharsis: Revista de Ciencias Sociales*, n.º 25, 2018, pp. 141-160. Disponible en: <http://agora.edu.es/servlet/articulo?codigo=6369972>

BARREDA, Pedro, *¡Olvídese de las calorías! Coma sano y natural.* Pehoé, 2017.

CAPITÁN, José M., «El método de los tres colores, "3 Come", una completa guía alimentaria para diseñar menús», *Restauración Colectiva*, 2022. Disponible en: <https://www.restauracioncolectiva.com/n/el-metodo-de-los-tres-colores-3-come-una-guia-alimentaria-para-confeccionar-menus>

CHALLEM, Jack y Liz Brown, *Vitaminas y minerales esenciales para la salud: Los nutrientes fundamentales para potenciar tu energía y aumentar tu vitalidad*, traductor: Carlos G. Wernicke Krüger, Madrid, Nowtilus, 2007.

DIAZ, Cameron, *Ama tu cuerpo: el poder, la fortaleza y la ciencia para lograr un cuerpo sano y maravilloso*, traductora: Alejandra Ramos, Madrid, Aguilar, 2015.

DYER, Wayne W., *El poder del despertar: Prácticas de mindfulness y herramientas espirituales para transformar tu vida*, Barcelona, El Grano de Mostaza, 2021.

FERNÁNDEZ, Odile, *Hábitos que te salvarán la vida: Cómo controlar la inflamación, los picos de glucosa y el estrés*, Barcelona, Planeta, 2023.

FIFE, Bruce, *La grasa cura, el azúcar mata: Causa y cura de la enfermedad cardiovascular, la diabetes, la obesidad y otros trastornos metabólicos*, traductor: Antonio Luis Gómez Molero, Málaga, Sirio, 2021.

GARCÍA-ALMEIDA, J. M. *et al.*, «Una visión global y actual de los edulcorantes. Aspectos de regulación», *Nutrición hospitalaria*, vol, 28, supl. 4, 2013, pp. 17-31. Disponible en: <https://scielo.isciii.es/pdf/nh/v28s4/03articulo03.pdf>

GARCÍA MARCOS, Gema, «"Hara Hachi Bu", el método japonés para rejuvenecer y adelgazar que prescribe a sus pacientes el ganador del premio al mejor médico de envejecimiento saludable», *El Mundo*, 2023. Disponible en: <https://www.elmundo.es/vida-sana/bienestar/2023/03/14/641043a4e4d4d8f14a8b4586.html>

BIBLIOGRAFÍA

GARCÍA-OREA HARO, Blanca, *Dime qué comes y te diré qué bacterias tienes: El intestino, nuestro segundo cerebro*, Barcelona, Grijalbo, 2020.

— *Dime qué como ahora: Mejora tu microbiota, tus digestiones y tu energía*, Barcelona, Grijalbo, 2022.

GÓMEZ CANDELA, Carmen y Samara Palma Milla, «Una visión global, actualizada y crítica del papel del azúcar en nuestra alimentación», *Nutrición hospitalaria*, vol. 28, supl. 4, julio de 2013, pp. 1-4. Disponible en: <https://scielo.isciii.es/pdf/nh/v28s4/01articulo01.pdf>

GÓMEZ-EGUÍLAZ M. *et al.*, «El eje microbiota-intestino-cerebro y sus grandes proyecciones», *Revista de Neurología*, n.° 68, 2019, pp. 111-117. Disponible en: <https://summaremeis.com/evidencias-clinicas/glutazinc/22.pdf>

GUZMÁN GARCÍA, Rafael, *Tu cuerpo, tu hogar: La longevidad depende de ti*, Madrid, Espasa, 2024.

HERNÁNDEZ, Pablo *et al.*, «Índice glicémico y carga glucémica de las dietas de adultos diabéticos y no diabéticos», *Anales venezolanos de nutrición*, vol. 26, n.° 1, 2013, pp.5-13. Disponible en: <https://ve.scielo.org/pdf/avn/v26n1/art02.pdf>

HERRERA, Laura, «¿Una dieta antiinflamatoria puede evitar el deterioro cognitivo? Esto dice un nuevo estudio», *TecSceince*, 2024. Disponible en: <https://tecscience.tec.mx/es/salud/dieta-antiinflamatoria-deterioro-cognitivo/>

HYMAN, Mark, *Come grasas y adelgaza: Por qué la grasa que comemos es la clave para acelerar el metabolismo*, traductores: Ariadna Molinari Tato y José Carlos Ramos Murguía, Barcelona, Grijalbo, 2016.

KOCH, Richard, *El principio 80/20: El secreto de lograr más con menos*, traductora: Montserrat Asensio Fernández, Barcelona, Paidós, 2009.

LI, William W., *Comer para sanar: La nueva ciencia para la prevención y curación de las enfermedades*, traductora: Wendolín Perla Torres, Barcelona, Grijalbo, 2019.

MERCOLA, Joseph, *Hábitos saludables contra el cáncer y otras enfermedades: La dieta cetogénica que activa los mecanismos que protegen y sanan tu organismo*, Barcelona, Grijalbo, 2019.

MICHAELS, Jason, *La dieta antiinflamatoria: ¡Haz estos cambios simples y económicos en tu dieta y comienza a sentirte mejor dentro de 24 horas!*, Reino Unido, El-gorr International Consulting Limited, 2019.

MIQUEL, M. y M. González Gross, «¿Podemos retrasar el envejecimiento?», *Revista española e iberoamericana de medicina de la educación física y el deporte*, vol. 11, n.º 3, 2002, pp. 172-178.

MOÑINO, Sandra, *Adiós a la inflamación. Cómo prevenir y tratar enfermedades, retrasar el envejecimiento y perder peso*, Madrid, HarperCollins, 2024.

MOSCOSO SÁNCHEZ, David *et al.*, *Deporte, salud y calidad de vida*, Colección de estudios sociales, n.º 26, Barcelona, Fundación «La Caixa», 2009. Disponible en: <http://envejecimiento.csic.es/documentos/documentos/caixa-deporte-01.pdf>

MUÑOZ, Elena, «Luz roja para dormir: ¿cómo de efectivo es este remedio que promete un sueño reparador?», *El País*, 2024. Disponible en: <https://elpais.com/estilo-de-vida/2024-07-23/

BIBLIOGRAFÍA

luz-roja-para-dormir-como-de-efectivo-es-este-reme-dio-que-promete-un-sueno-reparador.html>

Neolife, «Creando hábitos, sé el escultor de tu propio cerebro», *Neolife*, 2015. Disponible en: <https://www.neolifesalud.com/blog/prevencion-y-antiaging/creando-habitos-se-el-escultor-de-tu-propio-cerebro/>

NIH, «Cómo funciona el sueño». Disponible en: <https://www.nhlbi.nih.gov/es/salud/sueno>

NLM, «Earthing: Health Implications of Reconnecting the Human Body to the Earth's Surface Electrons». Disponible en: <https://pmc.ncbi.nlm.nih.gov/articles/PMC3265077/>

— «The effects of grounding (earthing) on inflammation, the immune response, wound healing, and prevention and treatment of chronic inflammatory and autoimmune diseases». Disponible en: <https://pmc.ncbi.nlm.nih.gov/articles/PMC4378297/>

OMS, *Ingesta de azúcares para adultos y niños*, Ginebra, Suiza, OMS, 2015. Disponible en: <https://iris.who.int/bitstream/handle/10665/154587/WHO_NMH_NHD_15.2_spa.pdf>

Panda, Satchin, *Activa tu ritmo biológico: Pierde peso, llénate de energía y mejora tu salud equilibrando tu ritmo circadiano*, traductor: Alfonso Barguñó Viana, Barcelona, Grijalbo, 2019.

Patterson, Sarah L. *et al.*, *Alimentos antiinflamatorios: Recomendaciones nutricionales para personas con enfermedades reumáticas*, traductores: José Pinzón-Tirado y Cristina Lanata, San Francisco, Estados Unidos, Osher Center for Integrative Medicine.

Pérez Jiménez, Jara, *Los superalimentos*, Madrid, Consejo Superior de Investigaciones Científicas, 2021.

PÉREZ MARTÍNEZ, Elena y María Hernández-Alcalá Pérez, *Bacth cooking: cocina saludable para personas sin tiempo*, Madrid, Ayrun, 2020.

PERLMUTTER, David y Kristin Loberg, *Cerebro de pan: La devastadora verdad sobre los efectos del trigo, el azúcar y los carbohidratos en el cerebro (y un plan de 30 días para remediarlo)*, traductora: Ariadna Molinari Tato, Barcelona, Debolsillo, 2016.

RAMÍREZ HARRIS, Cecilia, *Mi ayuno intermitente: gana salud y pierde peso sin sufrir*, Madrid, HarperCollins, 2018.

RÍOS, Carlos, *Come comida real: Una guía para transformar tu alimentación y tu salud*, Barcelona, Paidós, 2019.

— *Pierde grasa con comida real: Una guía para alcanzar una composición corporal saludable*, Barcelona, Paidós, 2022.

RODRÍGUEZ, Antonio, *La vida es más dulce sin azúcar*, Barcelona, Plataforma, 2022.

ROWLANDS, Camila, *La increíble conexión Intestino cerebro: Descubre la relación entre las emociones y el equilibrio intestinal*, Málaga, Sirio, 2017.

RUIZ, Miriam, *Alimenta tu salud con comida real: Una guía práctica para nutrir tu cuerpo sin procesados*, Madrid, Aguilar, 2020.

SAAVEDRA, Víctor, «En cuánto tiempo se crea un hábito según la ciencia», *Tú versus tú*, 2021. Disponible en: <https://tuversustu.com/en-cuanto-tiempo-se-crea-un-habito/#:~:text=Formar%20un%20h%C3%A1bito%20puede%20tomar,Esa%20es%20la%20respuesta%20r%C3%A1pida>

SHARMA, Robin S., *El club de las 5 de la mañana: Controla tus mañanas, impulsa tu vida*, traductores: Rita Zaragoza Jové, Itziar

BIBLIOGRAFÍA

Hernández Rodilla y María del Carmen Escudero Millán, Barcelona, Grijalbo, 2018.

TANG, Lee, *La grasa como combustible: una dieta revolucionaria para combatir el cáncer*, traductor: Heidy Baratto Ellgutter, LMT Press, 2018.

UCCUAM, «Una dieta antiinflamatoria disminuye la aparición de dolor en personas mayores», UAM, 2022. Disponible en: <https://www.uam.es/uam/investigacion/cultura-cientifica/noticias/dieta-dolor-mayores>

VARGAS-PARADA, Laura, «Por qué el ciclo circadiano es importante para la salud», 20 de enero de 2019. Disponible en: <https://www.c3.unam.mx/noticias/noticia79.html>

VV. AA., *El poder de las vitaminas: Los alimentos y nutrientes que tu cuerpo necesita*, Barcelona, RBA, 2024.

WIKING, Meik, *Hygge: La felicidad en las pequeñas cosas*, traductora: Laura Casanovas, Barcelona, Libros Cúpula, 2016.

Este libro se terminó de imprimir
en enero de 2025.